「脳の呼吸」を整えればあなたの腰痛は消える!

痛みの真の原因は
「脳」だった

パーフェクト
クラニオロジー協会会長
ミヤノ・ヒーリング・ラボ院長

宮野博隆

Hirotaka Miyano

現代書林

はじめに

前著『「脳の呼吸」を整えればあなたの全身はよみがえる!』(現代書林刊 2016年)は、Amazonのカイロプラクティック・整体部門のランキングで長期にわたって第1位の座を占めました。読者からの投稿にも「効果の大きさにびっくりした」といった内容を多数いただき、次作を待つ声も多く寄せられました。そして、そのリクエストの中でいちばん多かったのが「腰痛」でした。

腰痛を私の理論で説明し、実際に自分でできる解消法を教えてほしい――。そんな切なる願いをたくさんいただいたのです。それほど腰痛に苦しまれている方が数多くおられることを、私はあらためて実感しました。

第2弾となる本書では、私の開発したCSFプラクティス(脳脊髄液調整法)の基本的な考え方をわかりやすく解説しながらターゲットを「腰痛」に絞って、みなさんが自分自身の腰痛を解消できるように、詳しく述べていきたいと思います。

いま、この時も、全世界では何億という人たちが腰痛で苦しんでいます。

日本だけみても、1986年には全国民の6%だった腰痛患者数はその後もさらに増え、21世紀になってからは9%を超えて1割に近づこうとしています。大雑把に考えて、日本には1000万人以上の腰痛患者がいるのです。程度の差はありますが、この1000万人のほとんどは、慢性的な腰痛に悩まされ続ける「腰痛難民」なのです。

人類は、なぜ腰痛を克服できないのでしょうか。私は50年以上前に勤務していた接骨院の院長に、こう尋ねたことがあります。

「腰痛に苦しんでいる人の腰は、いったいどのような状態になっているのでしょうか」

院長は即座に、こう答えました。

腰痛患者数の推移

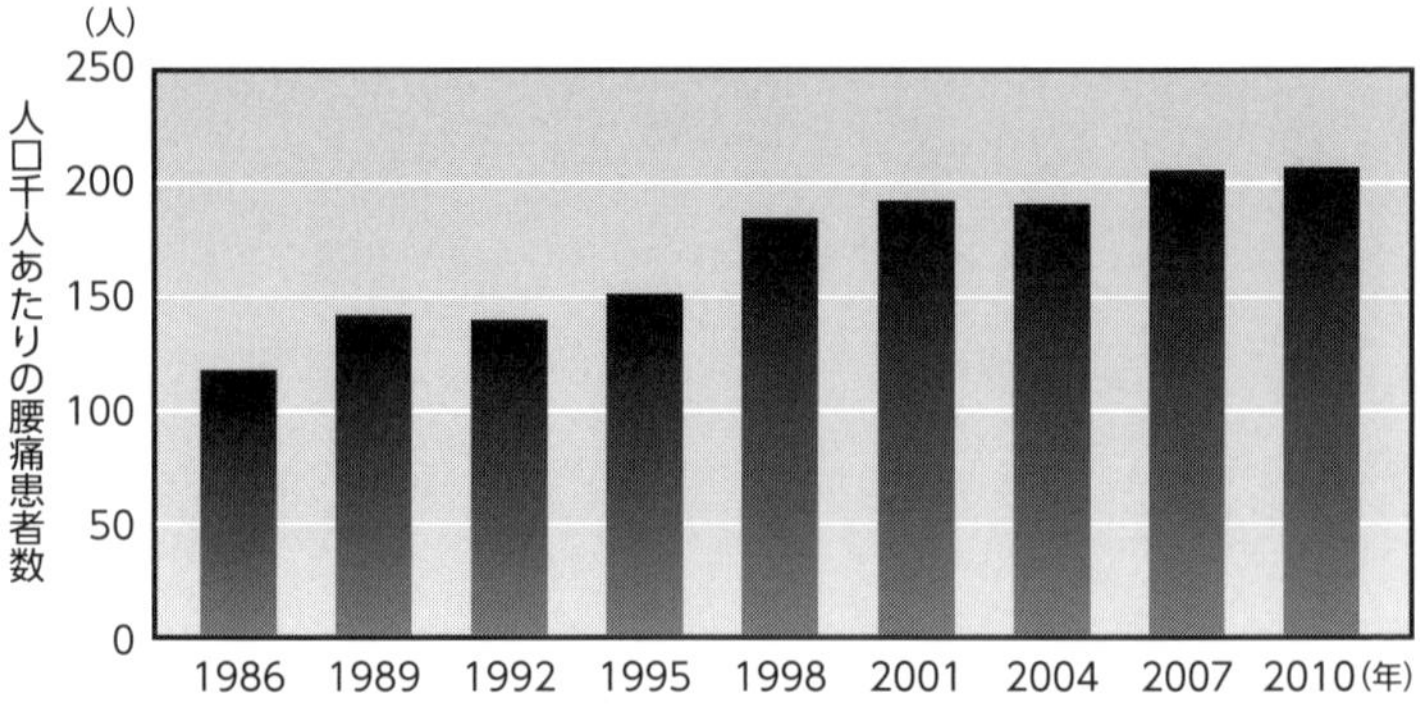

出典：厚生労働省『国民生活基礎調査』2010

「筋（すじ）を違えているんだ」

このまったく答えになっていない一言です。その後も同じような質問を何度もしましたが、答えは変わることがありませんでした。

それもそのはずです。

あれから50年以上が経過し、現代医学は目覚ましい発展を遂げたにもかかわらず、腰痛の原因やその状況に関して何もわかっていないのが現状です。

厚生労働省は、腰痛の原因の85％が不明、残りの15％はＭＲＩ等の影像検査で明らかになっている、と発表しています。ところが、その影像検査で明らかになっているという椎間板ヘルニアでさえも、実は腰痛の原因にはなりえないものなのです。

痛みの伝わり方のメカニズムは現代医学によって深く研究され解明されています。しかし、「その痛みの原因は」と尋ねれば、実は現在も不明のままなのです。

腰痛についてのたくさんの書籍が出版され、さまざまな工夫によって症状を楽にする努力がなされていることは理解していますが、「腰痛の原因は何か」というシンプルな、しかし最も重要な点については、間違った、あるいは不十分な見解ばかりみられるようです。

原因をなくすことによって、症状は消えるのです。真の原因がわかっていない状態で行われる治療や施術は、それによって治るという確信がないまま行われているものといわざるをえません。

私は、腰痛の真の原因を解明しました。それは科学的に証明されていないではないか、と思われるかもしれません。しかし、腰痛をはじめとするさまざまな痛み、薬を飲んでも治らない慢性疾患、さらに難病と認識されているような疾患でさえも、私が考える真の原因をなくす施術によって改善できている事実が、私から学んだ500人を超える施術者によって確認されているわけですから、それが「真の原因」であることに確信を持っています。

腰痛にはさまざまな種類があり、また段階もあります。痛みには急性のものと慢性的なものがあります。慢性腰痛とはいえ、日によってとても辛いこともあるし、一時的に症状が改善していることもあります。調子が良くても、鈍痛や腰の重みなど症状が取りきれないこともあります。個々の直接的な原因はさまざまで、それによって施術のやり方も変わってくるのが当然です。

しかし、一言でいうならば、**腰痛の真の原因の一つは「生命力の低下」**です。

CSFプラクティスは、東洋医学、現代医療、カイロプラクティック、オステオパシー、内臓体壁反射（内臓の疲労と筋肉の緊張の関係性）、SOT（仙骨後頭骨テクニック）などさまざまな療法を研究した結果として生まれた医療革命ともいえるオリジナルの施術法です。これによって全体の生命力をアップする（真の原因の一つを除去する）と、個々の直接的な原因もなくなります。結果として、多種多様な腰痛のすべてが改善されるのです。

その理由は、腰痛の真の原因にアプローチするからに他なりません。

このCSFプラクティスは専門的な施術ですが、腰痛に悩まされている方々が家庭で行えるような簡単な方法も考案されています。脳の血行を改善し、脳細胞の機能を活性化させ、生命力を上げるCSFプラクティスの効果が、家庭でのきわめて簡単なケア法によって実現できるのです。

本書では、まず一般に腰痛の原因と考えられていることのどこが間違っているのかを明らかにしたうえで、腰痛の真の原因について述べていきます。

そして、真の原因をなくしていくためにはどのようなことが必要なのか、具体的にどのような施術によって腰痛が根本的に改善できているのか、さらに読者のみなさんが誰でも簡単にできるホームケアも紹介していきます。

腰痛の真の原因は、実はあなたの真の健康を阻む恐ろしい要因でもあります。

それは、長期的にはあなたの健康長寿をむしばむものになっていきます。

⑴生命力がアップすると内臓機能もアップし、内臓体壁反射によって生じる特定の筋肉の緊張もゆるむ

⑵人によっては、生命力がアップするだけでは腰痛が減少あるいは一時的に消失しても、腎臓等の老化を改善（若返り・再生の施術）しなければ、疲労によって再発する

このことをベースにして悪の根っこをきれいに除去して、腰痛のない、明るく楽しい健やかな人生を取り戻しましょう。

２０２０年９月

パーフェクト クラニオロジー協会会長

ミヤノ・ヒーリング・ラボ院長

宮野博隆

目次

PART 1

腰痛の原因、ほとんどが「常識のウソ」

PART 2

誰も知らなかった 真の健康の意味と身体の仕組み

PART 3

85%が原因不明という腰痛、その真の原因は「脳」にあった

PART 4

症例でみる、CSFプラクティスによる腰痛の解消法

PART 5

腰痛を解消し、真の健康を取り戻すためのホームケア

PART 1

腰痛の原因、ほとんどが「常識のウソ」

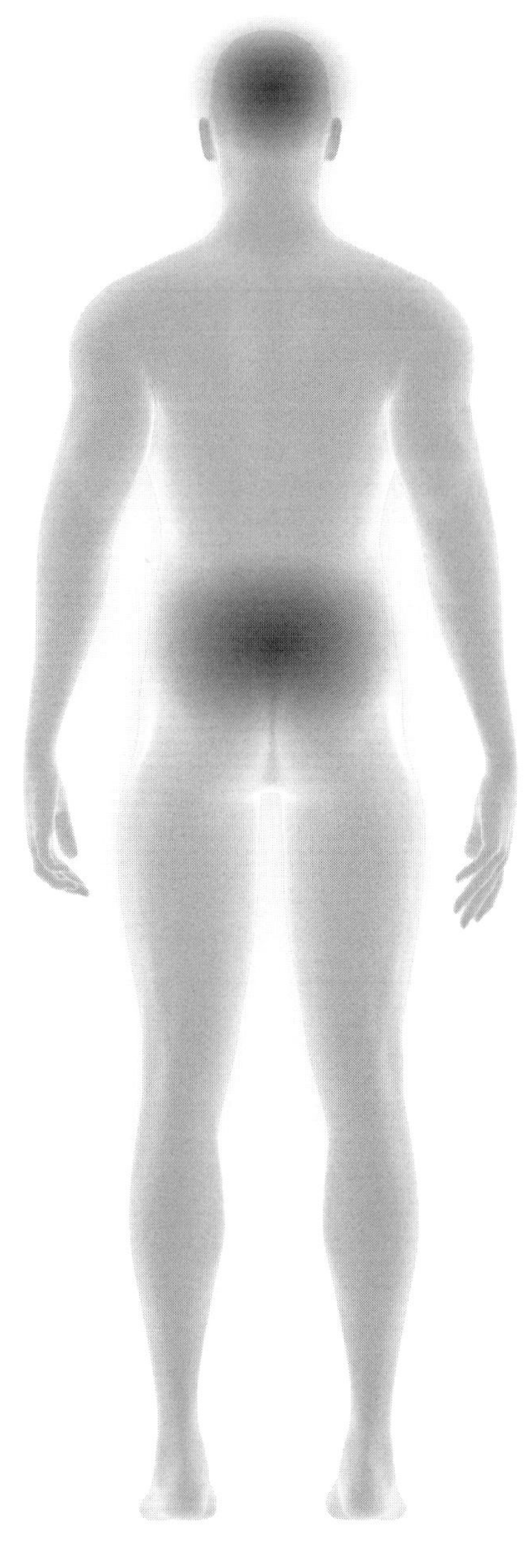

「思い込み」が慢性腰痛をつくっている？

まずは、腰痛の原因についての一般的な常識は、いずれも正しくない（あるいは不十分である）ということについて述べたいと思います。なぜなら、その常識を信じ込んでいれば、治療だけでなく日常生活の注意なども含めた「慢性腰痛の対処法」も間違ってしまう可能性が高いからです。

日本整形外科学会と日本腰痛学会が２０１２年にまとめた腰痛治療のガイドラインによると、すべての腰痛の85％は原因が明らかではない「非特異的腰痛」である、と書かれてあります。「非特異的な腰痛」というのは、原因が特定できない腰痛という意味です。

つまり、「腰が痛い」ので整形外科を受診するけれど、問診や診察、さらにX線、ＭＲＩ、ＣＴなどの画像検査を行っても痛みの原因がわからないものが85％もある、というのです。

では、その85％の腰痛は痛くないのかというと、そんなことはありません。実際に痛くて、辛くて、生活に支障も出ているから、学校、仕事、家事など、さまざまな用事を調整して整形外科を受診するのです。その痛みの原因が科学的にわからないといっても、決して「気のせい」ではありません。

痛みの原因がわからない、ということは、その痛みを根本解決する対策もわからない、ということに他なりません。現代の医学では、痛みを感じる神経を麻痺させる薬を投与する対症療法の方法についてはわかっていても、85％の腰痛に対して根本的な治療法はわからないのです。

ところが整形外科医の先生方は、マスコミに登場しては「腰痛の原因」あるいは「腰痛に悪いこと」などについて説明します。実際には85％の腰痛は原因がわからないという実情の中で、「おそらくそうではないか」「そういう傾向がある」という考え方のもとで、腰痛の知識をお話しになるのです。

テレビや雑誌でその話を聞いた人たちは、それがあやふやな情報とは決して考えません。ドクターがそういうのだから「そういうものか」と思い込みます。腰痛の85％の原因はわかっていないという前提での話であるとは、夢にも思わないからです。そして、それが「常識」になっていきます。

こうしてできあがった腰痛の常識には、もちろん正しいこともありますが、間違っているものがたくさんあります。ケースバイケースで一概にはいえない、という場合もたくさんあります。ですからそれを常識と考えて、自分に当てはめて考えて実践しても、腰痛は治らないケースのほうが断然多いのです。

なぜなら真の原因への対策は何もせず、原因ではないことへの対策ばかりを行っているからです。

85%の腰痛が原因不明であれば、そういう結論になるのが当然です。だから、腰痛に悩んでいる人がこれだけたくさんいるのだろうと、私は考えています。実は、画像検査でわかるという15%（腰椎椎間板ヘルニア・脊柱管狭窄症など）も腰痛の真の原因ではありません。つまり**現代医学による検査では腰痛の100%が原因不明といっても過言ではないのです。**

誤った常識は、一人歩きして広まってしまいます。本当に腰痛を解消したいのであれば、健康になりたいのであれば、まずは、間違った常識に惑わされないようにすることが大切です。そのうえで真の原因を理解し、行うべきことを正しく実践することが重要なのです。

そこで、たくさんの人が思い込んでいる腰痛常識の間違いについて、これからいくつか述べていきます。最初に、腰の骨や椎間板の障害によって神経が圧迫されるために腰が痛くなる、ということの間違いについて述べたいと思います。

腰椎椎間板ヘルニアは腰痛の原因ではない

腰痛に苦しんで当院を訪れる方には、整形外科を受診して腰椎椎間板ヘルニア、脊柱管狭窄症、脊椎変形症といった診断を受けている人も少なくありません。

私はこれらの疾患に対して現代医学では骨や軟骨が原因と考えているか、もしくは何も考えていないただの思い込みで診断しているのではないかと感じています。

骨や軟骨などが神経を圧迫すると、「ビリーッ」と電気が走るような痛み（電撃痛）を感じます。肘の内側を机の角などにぶつけた時に、「ビリーッ」と電気が走るような痛みを誰でも1回くらいは経験していると思います。あれが、神経に硬いものがぶつかって刺激が加えられた時の痛みなのです。

しかし、これらの診断名をもらっている人たちが訴える痛みは、まったく違うものです。程度はさまざまですが、痛みの種類としては「ギューッ」と締めつけられるような痛みです。ほとんどの腰痛はこのような痛みで、「ビリーッ」という電撃痛とはかなり違います。

では、一般的な腰痛とは、どこが痛いのでしょうか。それはほとんどの場合、**広背**

筋と呼ばれる背中から腰にかけての大きな筋肉です（75ページ参照）。「ギューッ」と締めつけられるような痛みは実際に広背筋の緊張によって「ギューッ」と神経が締めつけられるために痛むわけです。

広背筋は、腰椎から始まり腕のつけ根に付着しており、姿勢を維持し、腕を動かす時に肩甲骨周辺の筋肉と連動してはたらきます。そして、この広背筋のはたらきをコントロールしているのは、脳から脊髄に入り**頸椎から出てくる神経**です。

つまり、広背筋を制御している神経は腰ではなく首から出てきているのです。腰から出る神経にも一部、腰の筋肉につながっているものもありますが、**腰痛を起こしている筋肉（広背筋）の神経は首から出ている**わけですから、腰椎のヘルニアや脊柱管狭窄症では広背筋を支配する神経を圧迫することはできません。

このことは、医学を学ぶ者としては当たり前のはずなのですが、多くの医療関係者は「広背筋の支配神経は頸部から出ている」という学生時代に学んだ知識を忘れてしまっているのです。そして、腰の筋肉だから神経も腰部から出ていると思い込んで腰痛の原因は腰椎にあるという間違った考えが常識になってしまっているのが現状なのです。

ヘルニアの手術で腰痛が楽になる場合があるのはなぜ？

ただし、そう考えると不思議なことがあります。

ひどい腰痛で受診して椎間板ヘルニアと診断され、勧められて手術を受けると、腰痛が楽になることもあるのです。

しかし、ヘルニアの手術を受けていったん痛みはなくなったが、やがて再発したという話はよく聞きます。私の考えでは、椎間板ヘルニアは腰痛の直接的な原因でさえないのですから、このことは説明がつきます。一方で、椎間板ヘルニアの手術を受けたとたん痛みがまったくなくなり、その後も短い期間では再発しないという場合もあるのです。

腰椎椎間板ヘルニアがなくなることと、腰痛が治ったことの間には、何か関連があるのでしょうか。

そのことについては二つ考えられます。

一つは、**入院手術をして安静を保つことによって慢性疲労が回復する**ことです。椎間板ヘルニアと腰痛の共通の原因である、自律神経の慢性疲労と腎臓の慢性疲労による腸腰筋の緊張の改善です。

もう一つは、**後方に出っ張った腰椎椎間板ヘルニアを除去することで腰椎の歪曲の状態が正常に近づき、腰の筋肉の伸張と緊張が減少した**ことです。

つまり、後方に突出したヘルニアが除去されたために、減少していた腰椎の歪曲が回復し、正しいS字カーブが形成でき、持続的に伸張されていた広背筋の緊張が改善したことで腰痛も改善したのです。

しかし、この場合でも腸腰筋の緊張・収縮が完全に改善したわけではありません。原因は残されたままですから、やがて**時間の経過とともに腰痛が再発する**ことが多く、およそ2年経過すると再発するということが統計によって実証されています。

痛みを感じるのは神経であり、脳です。筋肉ではありません。腰痛の場合は腰の筋肉で神経が持続的に圧迫され、その刺激を脳で感じているのです。**骨や軟骨が直接神経を圧迫しているわけではありません。**

脊柱管狭窄症も腰痛の原因ではない

椎間板のトラブルは、ヘルニアだけではありません。整形外科での診断名としておなじみの「脊柱管狭窄症」という疾患も、椎間板が後方に押しやられることによって起こります。

人体は生命力が低下すると全身の筋肉が収縮しますが、お腹側の筋肉（屈筋）のほうが背中側の筋肉（伸筋）よりも収縮する力が強いために、腰椎のS字型の歪曲カーブが減少します（腎臓の弱い人はS字型が真っ直ぐになり、さらにC字型になっていく）。

そうなると腰椎の椎間板は前側で圧縮され、後方が解放されます。その結果、椎間板内部の髄核は、いつも後方に固定されている状態になります。水枕が後ろ側に膨らんだ状態です。

これがさらにひどくなると、髄核が腰椎を飛び出してヘルニアになってしまうわけですが、そうなる前に後方に出っ張った椎間板は、すぐ後ろにある脊柱管を狭窄してしまいます。

脊柱管は、背骨の中で脊髄が通る道です。一つひとつの椎骨の後方には穴が空いていて、それが縦につながると管状になり、そこを脊髄が通っているわけです。

現代医学の説明では、髄核が後方に押しやられた状態が続くと、この神経の通り道である脊柱管を押し込み、管の内腔が小さくなって内部の神経束も圧迫を受けるために腰痛や脚のしびれといった症状が起こる、つまり腰痛は骨や軟骨による神経への圧迫が原因だといっているわけです。

しかしこれも「常識のウソ」で、このような状態で起こっている腰痛も、やはり腰椎の前方凸の減少または後方凸の彎曲が原因なのです。

そして椎間板ヘルニアで説明したのと同じように、腸腰筋の慢性疲労によって椎間板が後方へ動くということも起こります。持続的に脊柱管を狭窄していることになりますが、痛みはそのために起こっているのではありません。腸腰筋の緊張によって骨盤の下部が前上方に牽引され、結果として広背筋が持続的に伸ばされて痛みが起こっているわけです。

もちろん、本当の意味での「脊柱管狭窄症」は存在します。実際に脊柱管が老人性変形症などで狭窄され、脊髄が圧迫を受けて神経が麻痺している状態です。こうなると、下肢の麻痺や排尿・排便の障害などが生じてきます（脊髄症と呼ばれる状態）。

本当の脊柱管狭窄症は、上下の椎骨がつぶれて変形することによって、骨の後ろ側に出っ張り（骨棘）ができ、このために脊柱管が狭くなって起こります。あるいは周囲の靱帯の問題によって、そうなる場合もあります。

しかしこのような重症例は、いま述べたような、椎間板の後方へのヘルニアでは原則として起こりません。**現在、脊柱管狭窄症と診断されているもののほとんどは、椎間板の後方移動による脊柱管の狭窄によるものであり、本当の病名は腰椎椎間板の後方ヘルニアなのです。**

本来の脊柱管狭窄症は、腰痛症ではなく、脊髄のトラブルです。腰痛症は、あくまでも筋肉から起こっている痛みであることを忘れてはいけません。

ただし、腰痛とともに起こっている椎間板ヘルニアやこの（ニセの）脊柱管狭窄症も、その状態のまま長く放置していると、腰椎の変形症が重症化していきます。やがて脊髄症が発生し、下肢の麻痺、排尿・排便障害が発生する恐れはあります。

そういう意味で腰痛は、そのようにして神経がダメージを受ける脊髄症の前兆であり、シグナルともいえるでしょう。

脊椎分離症（脊椎分離・すべり症）も腰痛の原因ではない

腰痛で「脊椎分離症」と診断されるケースもあります。椎骨の後方にある突起が骨折する疾患で、左右両側の突起が折れて椎骨全体が前方にすべるように移動すると「脊椎分離・すべり症」ともいわれます。

若い頃にジャンプや腰を回す激しいスポーツを継続的に行っていると起こしやすいともいわれています。しかし、運動がまったく関係ないとはいいませんが、先天的な体質によるものがほとんどです。そして、やはり脊椎分離症があっても腰痛はない、というケースは少なくありません。したがって腰痛がある方に脊椎分離症が認められたとしても、この疾患がその腰痛の原因とすることはできないと考えられます。

老人性腰椎変形症は腰痛の原因にはなりにくい

一般的に、老化は腰痛の重要な要因として考えられています。

年齢を重ねるとどうしても関節は変形してきますので、背骨（脊椎関節）にも変形は起こってきます。腰痛を訴えて受診すると、「老人性腰椎変形症」という診断を下される場合もあります。

しかし、腰痛のない高齢者はたくさんおられます。実は高齢者よりもむしろ30代前後の世代に腰痛は起こりやすいのです。**老化は、腰痛には直接の関係はない**と私は考えています。

たしかに、腰椎の前後の腰筋が緊張・萎縮した状態が続くと、椎間板も萎縮して薄くなっていますからクッションとしての役割が果たせなくなり、ついには上下の椎骨がくっついてしまうことがあります（橋状仮骨）。

腰が「く」の字に曲がって杖をついて歩いている高齢者を見かけますが、これは先天的な骨の弱さや副甲状腺の老化による骨の代謝不良で骨粗鬆症が起き、骨がつぶれてしまうのが原因です。

専門的な話をすると、脳硬膜から続く脊髄硬膜は、通常は第2仙骨に付着しますが、中には第3仙骨に付着している人がいます。骨盤の前方の可動軸は第2仙骨にあるため、第3仙骨に硬膜が付着していると、仙骨の下部が前方に牽引されるため、先天的に骨盤の傾斜が少なく、腰椎の前方凸の歪曲も少なくなります。このタイプが骨粗鬆症になると、腰が「く」の字になってしまうのです。

ところが、腰椎が変形して後方凸になっても痛みは起こらないことが少なくありません。なぜなら、**腰の神経は筋肉によって圧迫されますが、長期の圧迫によって神経自体が老化しているため、圧迫されている割には腰痛を感じにくい**のです。

また、老化や極端な生命力低下が生じることによって、脳への血流量は減少し、CSF（脳脊髄液）の生産量も減少するため、脳に加わる持続圧迫もあまり増加しません。ですから、脳機能低下によって生じる全身の筋肉の緊張もさほど強くならないのです。

老化現象は痛みの原因にはなっているわけではなく、「機能しない」という状態をつくるようになるのです。慢性腰痛の人は風邪などで体調が悪い時には腰の痛みが強くなります。だからといって腰椎の変形が強くなったわけではありません。

風邪をひくなどして体調を崩すと、浮腫（むくみ）や炎症によってCSFの吸収が悪くなり、脳圧が上昇することによって痛みが強くなるのです。

痛いという場合には必ず生命力が低下し、その周辺の筋肉が緊張しているのです。

職業や姿勢が腰痛の真の原因ではない

腰痛の原因として、姿勢の問題もよく語られます。

「立ち仕事で下を向いて作業しているから腰が痛い」

「長時間運転するから腰が痛い」

「デスクワークが続くと腰が重くなる」

という話を多く耳にします。同じ姿勢や悪い姿勢を長時間続けていることが腰痛の原因であることは事実ですから、自分の仕事やふだんの生活内での姿勢のせいだと思い込んでいる人はたくさんおられて当たり前です。しかし、同じような職業や状況が続いても、腰痛になる人とならない人がいます。また、同じように姿勢の問題で腰痛が起こっているとしても、痛み方にはそれぞれ違いがあるものです。


同じ姿勢でいると、たしかに腰が痛くなります。それは同じ姿勢を持続していると脳の血流が悪くなり、生命力が低下すると同時に背腰部の筋肉（広背筋）の緊張が続いて神経を圧迫し続けるからです。姿勢悪く座っていれば（前屈みの状態が続けば）、広背筋は伸ばされたままの緊張状態をずっと強いられていることになりますから、筋や血管を持続的に圧迫する力が大きくなり、腰が痛くなりやすいのです。これは力学的・構造的な立場からの腰痛の説明です。

では、同じ姿勢をとっていても腰痛になる人とならない人の差はどこからくるのでしょう。それは、**先天的に腎臓の弱さがあるかどうかの差**です。**先天的に腎臓の発育不全があると、その後の腎臓の局所的な老化が進行しやすくなって腎臓がうまく機能しなくなり、内臓体壁反射によって腰痛を引き起こしやすくなる**のです。

逆に、生まれつき腎臓が強い人は同じ環境でも腰痛にはなりにくい、ということになります。

運動不足は腰痛の直接的な原因ではない

運動不足の毎日を過ごしていると腰痛になる、また、腹筋や背筋を鍛えれば腰痛を予防、改善できるという「常識」があります。

そもそも「運動は身体に良い、習慣的に運動をしていると元気になる」などの健康常識は根強いものです。肥満は万病のもとで、そのためには消費カロリーを増やすこと、特に脂肪を消費するためには、有酸素運動が良いといわれます。酸素を消費しながら運動を行うことで、糖質や脂質をエネルギーに変えるからです。

また、一般的には有酸素運動で血液の循環を良くして疲労物質である乳酸の分解をスムーズにすることで、疲労の積極的な回復ができると思われています。

「1日に1万歩は歩こう」といった健康法は、誰もが知っているでしょう。さらに、年齢を重ねると筋肉量が減るので、それに運動不足が重なると腰の筋肉（広背筋）の量的な低下と血流低下が起こり、それが腰痛の原因になるともいわれています。

しかし、ここで**重要なのは、運動量に匹敵するだけの休養や睡眠をとる**ことです。運動したら、その分しっかり寝よう、とは誰も主張しません。健康のために、とにかく毎日1万歩歩こう、というのは実は逆効果なのです。

休養が不十分だと脳は疲労します。生命力・免疫力も低下して脳の老化が進みます。この**脳の疲労、脳の老化こそ、生活習慣病といわれる疾患群の原因**であり、腰痛の最も根本的な原因であることは誰も指摘していません。

たしかに、適度な運動は健康のためになります。腰痛予防にもなるでしょう。

しかし、適度な運動を行うためには、運動の種類と量を考えなければいけません。むやみに運動を行うことは、間違いなく腰痛を起こしやすくするのです。

多くの人には「座っている＝運動をしている」という意識はないと思いますが、座っているだけでも筋肉は緊張し続けています。いってみれば、座っていることは不自然で特殊な運動なのです。このような運動は筋肉の血行も全身の血行も悪くするので、身体は非常に疲労します。そのくり返しによって生命力が低下して腰痛も起こります。

パソコンでの作業などを長時間行うことは目の疲労、目に対する刺激から身体に悪い影響をもたらすといわれていますが、実は自律神経に対して悪い影響を与えているのは同じ姿勢で座り続けていることなのです。**筋肉の持続的な緊張と代謝障害によって脳への血液の供給不足が起こり生命力が低下する**のです。

一方で走ることや歩くことは、人にとって必要な運動です。ただし問題は、どのくらい行ったら良いかです。その量は人によって、また同じ人でも日によって違います。その見きわめはきわめて難しいことを理解しておく必要があります。

適度な運動は良いのですが、座っている、立っている、特に長時間前屈みになっている状態は悪い運動です。次に悪いのは、走る、そして歩くという運動です。

約30年前に、ジョギングを推奨した人がジョギング中に亡くなったことは各界に衝撃を与えたようですが、その可能性は高かったのです。その後、ジョギングブームは一気に衰退し、かわりにウォーキングがブームになりましたが、1万歩歩くと健康になるという考え方もいまは見直されるようになってきています。

運動にはさまざまなものがあります。武道など敵と戦うための運動、ウォーキング、ジョギング、テニスなど趣味として行う運動、筋肉をつけて美しさを獲得するための運動（ボディビル・筋力トレーニング）。あるいはプロ選手はお金を得るために運動を専門的に行っています。それぞれ目的が違うわけですが、どれもみな健康のための運動にはなりにくいといわなければなりません。

なぜなら、**すべての運動は基本的に身体に疲労を蓄積させる**からです。その疲労をすっかり解消するくらいに休養できれば、運動は健康に良いといえるでしょう。しかし現代人には、それが不可能に近いのです。時間のある高齢者であっても、睡眠が十分にとれないために疲労をすべて解消することができません。

したがって、運動すればするだけ身体が疲れ、脳が疲れ、生命力が低下してしまいます。健康にとって適切な運動なら良いのですが、それを見きわめて判断して実践していくことは簡単ではありません。

健康長寿に熱心な中高年が増え、みなさん一生懸命に運動を習慣化しています。しかし、実際はやればやるほど疾患の危険が高まる場合もありますから、注意が必要なのです。

運動不足よりも睡眠不足が問題

運動よりも大切なのが、睡眠です。

本来、人間にとって朝がいちばん元気なはずですが、現代社会では、朝起きて「ぐっすり眠れた。疲れが取れて元気になった」と感じている人は、少ないのではないでしょうか。これが健康に悪い生活であり、腰痛につながる生活習慣でもあるわけです。運動不足よりも、睡眠不足のほうが問題なのです。**睡眠不足によって脳の疲労が回復せず、生命力（免疫力）の低下が起きます。**しっかり眠ることの重要性を、現代人はもう一度思い出さなければなりません。

もちろん、ただ長い時間寝れば良いというわけではありません。人は20度前後の室温で眠ると脳が休まりやすいといわれています。寝ている間に暑いと感じて汗をかいたり、寒くて震えたりするようでは脳が休めません。**室温を20度前後に管理したうえで、季節に関係なく同じ衣服、布団を使用しても布団の中が暖かくて気持ちいいと感じる環境で眠るのが脳の休息にはとても大切**なのです。自身の生命力は、自分でケアしていくこと（質の良い睡眠）を心がけなければいけません。

現代人の身体に何が起こっているかはこの後詳しく述べますが、いま、日本にいるすべての人の生命力（免疫力）が極端に低下しています。脳呼吸が正常に行われず、CSF（脳脊髄液）の循環が悪くなって頭は拡大し、覚醒中枢が刺激されて入眠しづらい、熟睡できない、朝起きられない、起きた時から疲れているなどの現象が起こるのです。

私たちが行うCSFプラクティス（脳脊髄液調整法）には自分でCSFの循環を改善し、生命力をアップさせる「脳呼吸法」があります。この方法については、PART5で紹介します。

精神的ストレスだけでは腰痛は起こらない

精神的ストレスは生活習慣病やさまざまな痛みの危険因子であるといわれています。ストレスによって血糖値が上がる、血圧が上がる、肥満になりやすい、肝臓にも悪いなどという健康情報もよく耳にします。腰痛も、精神的ストレスがあるとより痛くなるし、そもそもの原因が精神的ストレスだという乱暴ないい方もされています。

しかし、腰痛は精神的ストレスによって発生するようなことはありません。なぜ精神的ストレスが腰痛の原因といわれるのかというと、腰痛の原因がわかっていないからです。

現代医学でさえも腰痛の85％は原因不明といっている状態ですから、画像検査などではわからないことを説明するために、物質的にははっきりと説明できない精神的ストレスというものを持ち出したのではないかと私は考えています。

腰痛の原因は精神的ストレスかどうかを考えるのであれば、まずストレスとは何かをしっかりと定義しなければいけません。

ここまで私は、腰痛の原因は生命力の低下であると説明してきましたが、生命力を低下させる原因を一言で表現すれば「ストレスである」ということもできます。しかし、多くの人がストレス＝精神的なストレスと考えていますが、人間が受けるストレスには精神的なストレス以外にもさまざまなものがあります。

▼ストレスの種類

身体の外部環境からのストレス（外因＝ハンス・セリエによるストレス学説）

①重力及び運動によるもの
②気候の変動

③ウイルス、細菌
④化学物質（薬、酒、タバコ等）
⑤精神的ストレス

身体の内部環境に生じるストレス（内因＝宮野博隆の考え）

①頭蓋骨の歪曲と硬化による脳への圧迫ストレス
②脳脊髄液の循環障害による頭の拡大と、それに伴う脳への圧迫ストレス
③筋肉の持続的緊張による神経血管への圧迫ストレス
④浮腫（むくみ）や腫脹（はれ）による圧迫ストレス
⑤体内ウイルスの増加に伴う炎症・硬化による圧迫ストレス
⑥老化に伴う硬化による圧迫ストレス
⑦構造バランスの狂いによる圧迫ストレス

「精神的ストレスが溜まる」という言葉は一般的に使われるようになっていますが、それは欲求不満（フラストレーション）の意味として使われているように思えます。

しかし医学的に「精神的ストレスが溜まる」というのは、大脳が疲労し、精神的機能が十分に行えない、という意味になります。いい方を変えれば、大脳に老廃物が溜

まり、大脳がうまく機能しないということです。**精神的ストレスが物体として存在するわけではなく、存在するのは大脳に溜まる老廃物（ゴミ）なのです。**そして、その老廃物が溜まる原因は大脳の血行障害であり、その原因は自律神経の機能低下です。

ここに、次のPART2で詳しく説明するCSF（脳脊髄液）の循環が深くかかわっています。**自律神経中枢の機能低下が起こる原因は、CSFの循環障害によって頭蓋骨が拡大し、脳に対して持続的圧迫ストレスが加わるため**です。

脳への圧迫ストレスは生命力の低下と、血管を含む全身の筋肉の緊張を引き起こします。また、脳の変性や萎縮も引き起こします。

これはさまざまな疾患や症状につながっていきますが、その一つが腰痛なのです。

つまり、**腰痛の真の原因は脳にあった**のです。

ですがこれは精神的なストレスや「脳が痛みを記憶している」といったようなことではありません。

腰痛に苦しむ方がこれだけたくさんいて、どのような治療・施術を受けても、ほとんどの人は完全には治りません。それは原因が理解されていないからです。脳の問題を解決しようとしないから、人類は腰痛を克服できないのです。

その最も重要なポイントについて、PART2で詳しく述べたいと思います。

PART 2

誰も知らなかった真の健康の意味と身体の仕組み

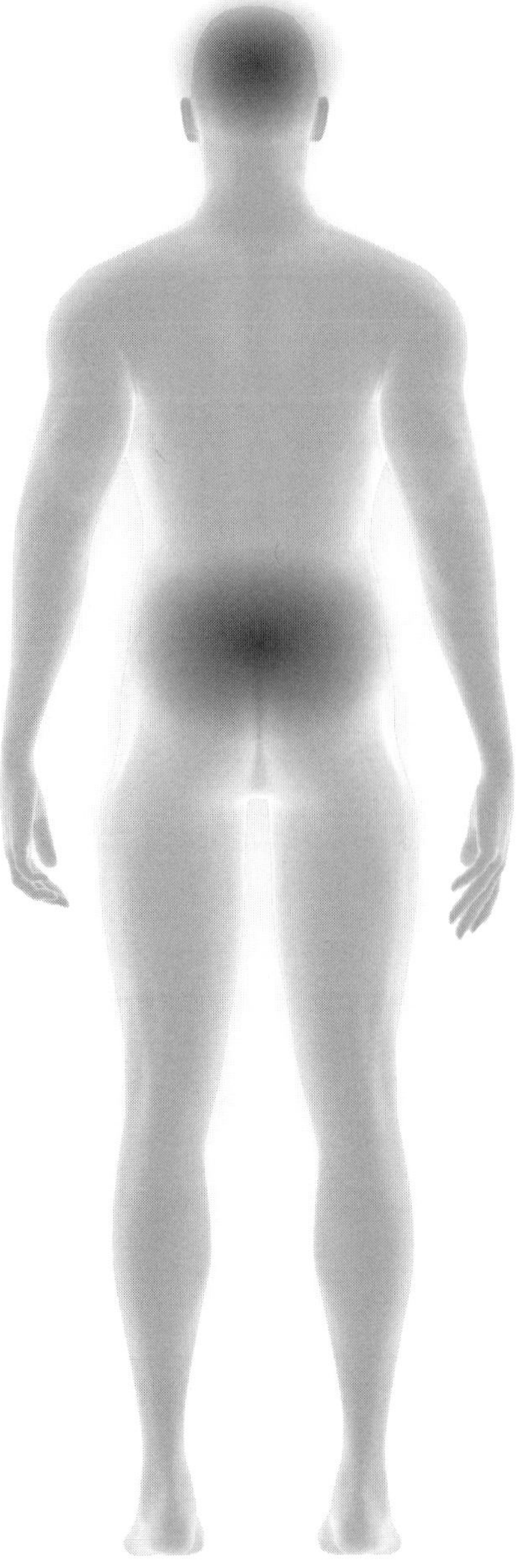

「健康常識」を信じていては、真の原因はわからない

ＰＡＲＴ１を読んでいただいて、一般的にいわれている腰痛の原因のほとんどが間違っていて、真の原因は他にある、ということがおわかりいただけたと思います。

では、腰痛の「真の原因」とはいったい何なのでしょうか。

腰痛を解消するためには、腰痛を起こしている真の原因を理解して、それを取り除かなければなりません。しかし、真の原因がわかっていないために、現存する腰痛治療のほとんどすべては中途半端なもので、完全に確実に治すことができないのです。

昔から現在まで、多くの人々が腰痛に苦しみつづけている理由がここにあります。

それにしても、これだけ医学が発達しても腰痛の真の原因がわからず、そのために治療法もわからないというのは、どういうことなのでしょうか。それは、医学が明らかにしてきた「常識」の中では腰痛は理解できない、解決できないからだと、私は考えます。

ここでもう一度いいます。腰痛が起きている広背筋への神経は首から出ていて腰からは出ていません。腰椎ヘルニアをはじめとする腰椎系の疾患は腰痛の原因にはなり

えないのです。

私は、施術家として57年に及ぶ経験の中で腰痛の真の原因を解明しました。それは、人間の身体の仕組みと健康の意味を理解しなければわからないことです。

私はそれを理解したことによって、腰痛に限らず、現代医学で治しきれないさまざまな痛みや生活習慣病、あるいは先天的な病気、さらに難病といわれるものまで改善させてきました。その事実は、私の考える身体の仕組み、本当の健康の正体、さらにさまざまな痛みや慢性疾患の真の原因などが間違っていないことを示してくれていると考えます。

腰痛の真の原因は、その私の考え方を理解していただかなければ、みなさんにもわかっていただけないでしょう。

そこでこのPART2では、「健康とはどういう状態なのか」、「身体とはどのようになっているのか」、「(腰痛も含めた) さまざまな疾患がどのように起こっているのか」など、私の考え方の基幹となっている部分について、述べたいと思います。それは、すべての腰痛の真の原因につながっているからです。

ただし、本章を読み進めるにあたって、みなさんに一つだけお願いがあります。

それは、どうかこれまでに見聞きしてきた常識をすべて忘れて、頭の中をゼロの状態にリセットしてほしいということです。

医学（科学）では、まだまだ多くのことを解明できていませんが、それについて素直に「わからない」とは認めず、さまざまな曖昧な理由を説明しています。実はそれが、現代人の健康常識の正体なのです。

たとえば「生活習慣病」という言葉も、私はまったくの間違いだと考えています。誤解を恐れずにあえていうなら、生活習慣は慢性疾患の真の原因ではないからです。生活習慣病は、以前は成人病・老人病と呼ばれていたもので、いわゆる老化現象によってうまく機能しなくなった状態です。

このように医学が明らかにできない、治せないから生活習慣病（生活の仕方が悪いから病気になる）などという曖昧な表現をするのです。そして、そのような誤った情報が、みなさんの中に「先入観」として入り込んでいます。

現代医学とは、ウイルスや細菌による伝染病に対してワクチンや抗生物質を使用する治療を除き、症状から決定した病名に対して製薬会社の研究によってつくられた薬を処方して症状を緩和する対症療法であり、病気の原因を究明して原因から治すという医学ではありません。たしかに症状を軽減して苦痛を取り除くのに役立っているのは事実ですが、その一方で症状が改善せずに苦しんでいる人たちがどんどん増加しているのもまた事実なのです。

現代医学ではわからないことの苦し紛れの説明を、私たちは事実と思い込んでしまっているのです。その状態では、私の考える腰痛の真の原因は理解できません。

いままでの常識からいったん離れ、私の考えに触れていただきたいと思います。

あらためて「健康」とは?

私の治療院では毎日、100名を超える方々の施術を行っています。みなさん、身体のどこかに痛みや不調があるわけですから、自分が健康であるとは思っていません。そして、通院して痛みや不調の症状が解消されると、「健康に戻った」と感じられるようです。それは素晴らしい喜びでしょう。しかし、私はそれだけでは十分ではないと思っています。

私がいつも行っている説明会の参加者に「健康とはどのような状態だと思いますか?」と尋ねると、多くの方が「病気ではないこと」「症状がないこと」「快食・快眠・快便」などとお答えになります。

読者のみなさんは、「健康」について、どのようにとらえておられるでしょうか。おそらく、多くの参加者の答えと大きな違いはないのではないでしょうか。

しかし私は、「痛みなどの症状も特別な疾患もない状態であれば健康だ」といえるのかどうか、疑問に思っているのです。

私たちはどのような状態が本当の健康なのか、もう一度考えてみるべきであり、知るべきだと思います。

世の中には、病気でもないのにさまざまな症状が消えない、慢性症状が治らない人がたくさんいます。そのような方々と日々向き合っている私にとって、健康とはそれほど簡単なものではありません。

私は、真の健康とは次の二つの状態を兼ね備えた姿であると考えています。

(1)脳細胞が必要十分に活性化できる状態。そして、脳が神経を介して末端の組織のはたらきを支配し、さらに末端器官の細胞が必要十分に活性化できる状態

(2)身体の60%以上を占める水分がうっ滞することなく、循環している状態

真の健康とは、この二つの状態を兼ね備え、維持できている状態です。痛みは感覚の問題ですから、施術家にとってさほど難しい問題ではありません。しかし、その根本原因、真の原因をなくすことは至難の技です。それは、痛みのあるところではなく脳及び神経のはたらきの問題だからです。

痛みや疾患の真の原因を取り除かなければ、問題を解決することはできません。施術家の目指すべきゴールは対症療法ではなく、もっと根本にある真の健康を取り戻してあげることです。そのためには、人間の身体を循環している「ある重要な物質」について、理解しておかなければなりません。それはもちろん、腰痛にもかかわっています。その**重要な物質が、CSF（脳脊髄液）**です。

CSF（脳脊髄液）の循環こそ、健康の第一条件

頭蓋骨の中はどうなっているのか

人間の脳は、より原始的で古い脳ほど表面から深いところにあります。一方、浅いところにあるのが、進化して人間らしい思考や行動をコントロールしている大脳です。新しく進化した大脳が大昔からある間脳や脳幹を包み込むようにして、脳全体ができています。そのいちばん深いところが脊髄につながり、さらに内臓や筋肉の機能にかかわる末梢神経につながっているわけです。

さて、私たちの健康にとって大切なのはどちらの脳でしょうか。

「最も進化した脳だから大脳だ」と思われるかもしれませんが、実は私たちの基本的な健康のために日夜はたらいているのは間脳、脳幹（中脳・橋・延髄）といった古い脳（自律神経の中枢）なのです。

これらの重要な古い脳にストレスを与え、そのはたらきにブレーキをかけているのが、CSF（脳脊髄液）です。より正確にいうなら、CSFの体内での循環と吸収が妨げられることによって、脳をはじめ、身体のさまざまな部位が圧迫されてストレスが生じてしまうのです。

●CSF（脳脊髄液）とは

CSF（脳脊髄液）は、主に脳室内の脈絡叢と呼ばれるところで、血液からつくられている体液です。血液のように赤血球や白血球などの細胞は含まず、水のように透明ですが、たんぱく質や糖などの栄養分が含まれています。

脳室というのは、左右の大脳半球の内部や間脳、脳幹の「中心にある空洞」と考えてください。この脳のすき間で、CSFは毎日つくられているのです。

脳室でつくられているCSFが頭から排出されなければ、脳はすぐに圧迫されてつぶれてしまいます。したがってCSFは、脳の細い静脈などに吸収されると医学的には考えられていますが、これだけの量が脳内の毛細血管に吸収されるとは思えません。

私は、CSFが脳室から排出され、脳、脊髄の外側、そして神経を包む膜（神経鞘）の内部から全身に流れていき、全身の末梢器官で吸収されていると考えています。

そして重要なのが、ここからです。

現代人の多くが、CSFの全身的な循環が滞っているために、脳脊髄のくも膜下腔ではいつもCSFが渋滞を起こしていて、結果として脳のさまざまな部位や脊髄が圧迫ストレスを受けているということです。

●真の「健康」になれない意外な理由

一言でいえば、私たちの真の健康を阻害しているのは、CSF（脳脊髄液）の循環不良による圧迫ストレスです。これは継続して慢性化することによって、持続的圧迫ストレスとなります。**たとえ痛みなどの症状がなく、診断されるような疾患がなくとも、CSFによる持続的圧迫ストレスがあれば、手放しで健康だとはいえません。**

ある時急に、特にこれといったきっかけはなく症状が発症したという方がいますが、それは、痛みや病気がいつ起こっても不思議ではない状態になっているのです。

ＣＳＦの循環障害による圧迫ストレスは、睡眠不足、はたらき過ぎ、スポーツのし過ぎなどによる疲労でエスカレートします。風邪や病原菌などによる全身的な感染によっても起こります。これが、慢性的な疾患、慢性的な身体の痛みの発現につながっていきます。

その人固有の発生しやすい症状というのは先天的な要因（発育不全と老化）によって決まっており、腰痛もこの圧迫ストレスによって起こる多くの症状や疾患の一つなのです。また、生活習慣病といわれている病気も、実はこのような圧迫ストレスによって発生しているのです。

脳も呼吸をしている

●頭蓋骨が動かないのは健康ではない証拠

現代人は程度の差はあれ、ＣＳＦ（脳脊髄液）の循環不良による圧迫ストレスを受けています。そのために、脳脊髄のくも膜下腔ではいつもＣＳＦが渋滞を起こしていて、結果として脳のさまざまな部位や脊髄が圧迫ストレスを受けているのです。

試しに、頭全体を両手の指で押さえて、全体を押してみてください。頭蓋骨の全体が少し押し沈んだでしょうか。おそらく、ほとんど動かない、びくともしない、という人が多いのではないかと思います。

「中に頭蓋骨が入っているのだから、手で押さえて沈むようなことはないだろう」と思うかもしれませんが、頭蓋骨は一つの骨で壺のようにできているわけではありません。簡単に説明すると、頭蓋骨は15種23個の骨から構成されますが、そのほとんどが結合組織（コラーゲン）にカルシウムが沈着して硬度を増したものであり、それらが球状につなぎあわされて、内部の脳を守っているのです。そして、その接続面は結合組織でつながっているので、本来は動くのです。他の療法で「頭蓋骨の縫合は開いたり閉じたりして動く」といった説明をしているものがありますが、そうではなく頭は大きくなったり小さくなったりをくり返すことができるようになっているのです。

誰もが、頭は固いもの、頭蓋骨は動かないものと思っていますが、それはCSFの循環が悪い証拠、つまり「健康ではない」証拠なのです。

頭は膨らんだり縮んだりをくり返している

頭は大きくなったり小さくなったりをくり返すことができるようになっている。

つまり、「**脳も呼吸をしている**」のです。**頭は1分間に15回くらいのリズムで、膨らんだり縮んだりをくり返しています。**脳室で血液からCSF（脳脊髄液）がつくられると圧力が大きくなって頭が膨らみ、それに応じて頭蓋骨も大きくなります。しかし、頭蓋骨の弾力性によってCSFが脊髄神経の鞘を通って全身に送られていくと、再び頭蓋骨は小さくなるのです。これが「**脳呼吸**」です。

私は一般に知られている肺呼吸（第二次呼吸）の他にも、重要な脳呼吸（第一次呼吸）があると考えています。頭は膨らんだり（脳が圧迫されたり）縮んだり（脳が圧力から解放されたり）をくり返すことによって、十分に機能できるわけです。

現代医学の定説に、頭蓋内の容積は一定というモンロー・ケリーの法則があります。脳と血液とCSFの容積の総和は一定で、何かの減少分は他の要素の増加で補われるということです。これは、血液やCSFのことを考えていない、つまり、頭は骨でできているから容積は変わらないという固定観念です。

では、ここで頭の大きさを検査してみましょう。まず、自分の頭を両手で挟んでその大きさを把握します。それから手を離し、大きく息を吸い込んで5秒間止めたまま、もう一度頭を手で挟んでください。すると頭は大きくなっています。次に、息を吐いて10秒以上止めます。その状態で頭の大きさを検査すると今度は小さくなっています。このように頭の大きさは一定ではないのです。

いま日本人はHHV（ヒトヘルペスウイルス）の影響で、頭が拡大して脳圧が上昇しているため、すべての脳機能が不十分になり、感覚機能も落ちています。頭の大きさの変化がわからない方は、脳機能の低下が著しいと思ってください。

私の施術院で、3Dセンサーを使って頭の大きさの変化を精密に検査したことがあります。その結果、施術後に頭が縮小したことが証明されました。検査した技師はあまりの変化に驚いて、機械の故障を疑ったほどでした。

●あなたの脳は、きちんと呼吸ができていますか？

脳呼吸が正常であれば、脳室でつくられるCSF（脳脊髄液）は脳の周り（外側）、さらに脊髄から全身の末梢の組織に循環していきます。

ところが、前述したように蓄積した疲労、慢性的な感染などや全身の浮腫（むくみ）や炎症によって、CSFの吸収が悪くなると頭からの排出が悪くなり、頭蓋内にCSFが溜まって脳圧が上昇します。その結果として頭が十分に膨らんだり縮んだりすること（脳呼吸）は難しくなり、CSFの循環はさらに悪くなります。

このような状態が日常的に起こっていると、頭蓋骨の内部はいつも圧力が高まったまま維持されていて、手掌で頭蓋骨を押しても柔らかく沈むことがありません。

これは、私自身の頭蓋骨と比べてもらえばはっきりとわかります。まずご自身の頭蓋骨を両手の手掌で押してもらい、次に私の頭蓋骨を押してもらうと、そのあまりの違いに誰もが驚かれます。

頭蓋骨が柔らかくないと自然な脳呼吸は行われず、脳圧が上昇するほど、生命力や自然治癒力はぐんと下がってしまいます。

いま非常に増えているうつ病などの精神疾患も、おおもとの原因はCSFの循環不良による圧迫ストレスです。疾患ではなくても、感情が不安定である、やる気が出ない、怒りっぽい、やるべきことができず億劫になる、といった日常的に起こっていることも、きちんと脳呼吸ができるようになれば自然に消えていきます。

脳ばかりではありません。脊髄や末梢神経も圧迫を受け、それによって内臓や筋肉などさまざまな器官の正常なはたらきが妨げられます。

そのような状態（生命力が低下した状態）があるために、ギックリ腰も起こるし、慢性的な腰痛も起こっています。この真の原因が放置されているために、腰痛に悩む人たちは減らないのです。

脳脊髄液の循環図

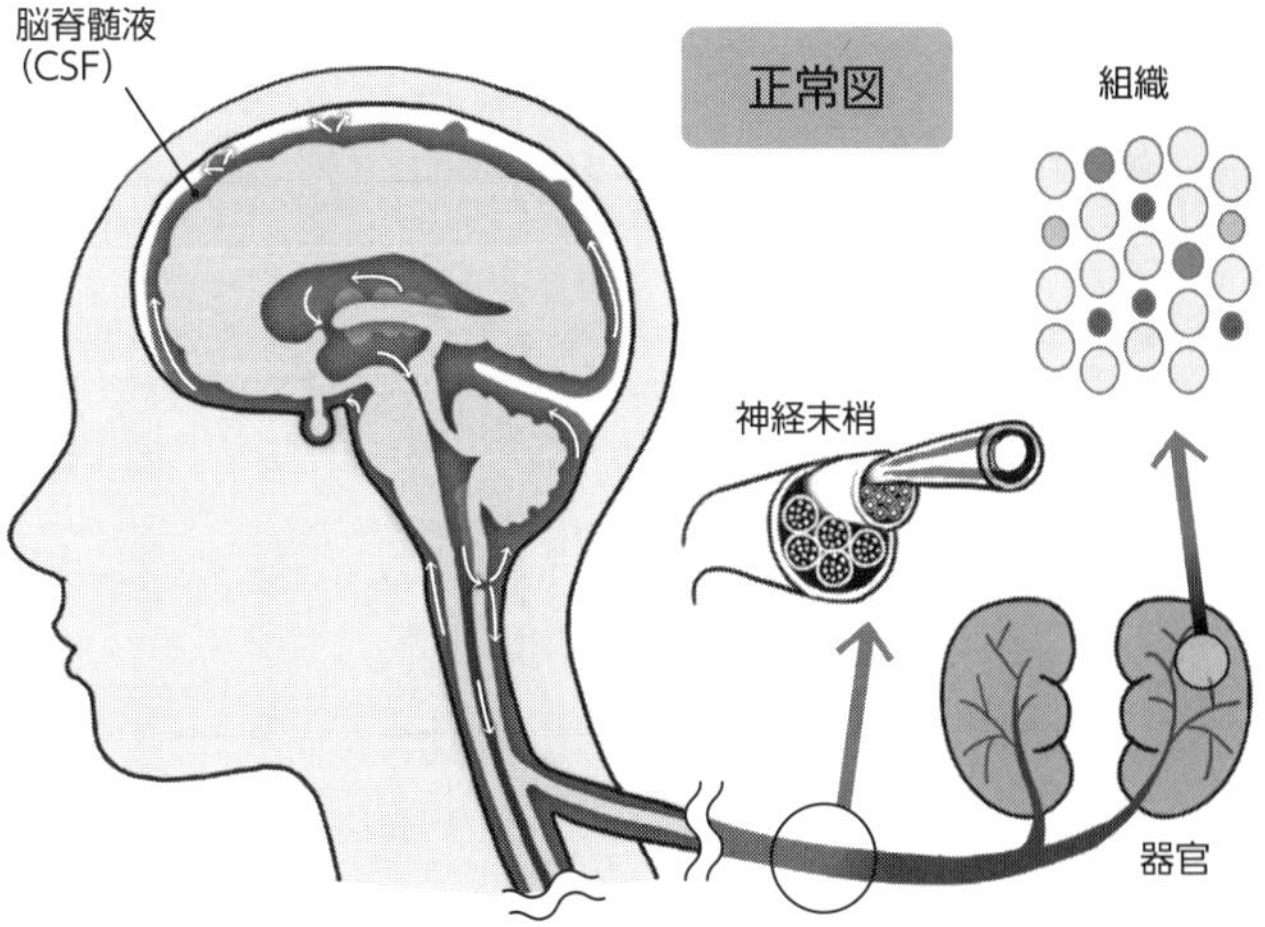
脳脊髄液
(CSF)
正常図
組織
神経末梢
器官

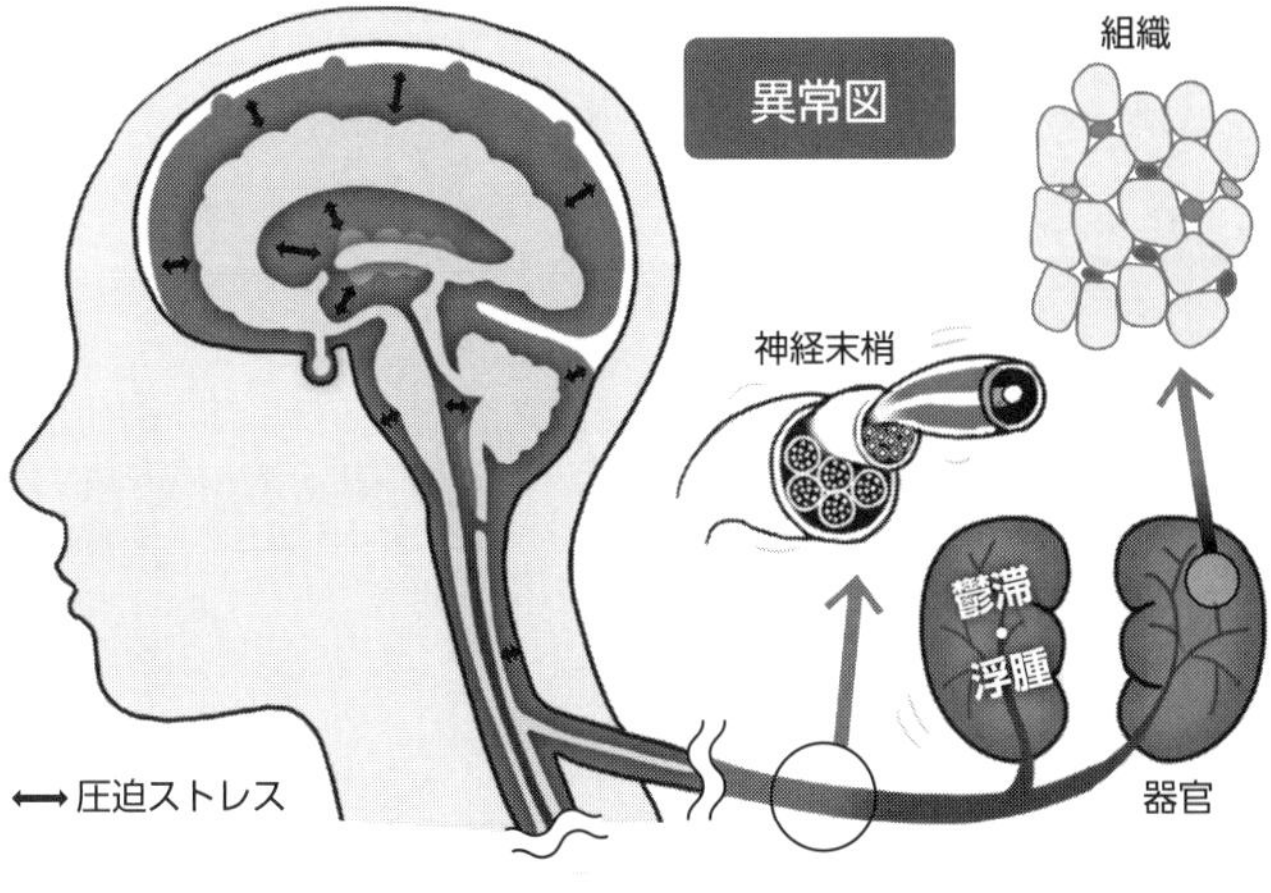
異常図
組織
神経末梢
鬱滞
・
浮腫
器官
⟷圧迫ストレス

人の身体は「水の入った風船のかたまり」

人体はヘチマと同じ？

今度は身体全体について考えてみましょう。

私は、人の身体は「**水の入った風船（袋）が集まったような構造**」と考えています。

まず**外側には「深筋膜」と呼ばれる大きな袋があり、その中に脳、脊髄、内臓、筋肉、骨などを包む中くらいの袋（脳膜、脊髄膜、漿膜、筋膜、固有筋膜、骨膜等）が入っています。そして、その中にある小さい袋は、一つひとつの細胞です。**

中くらいの袋は、コラーゲンの繊維によって外側の深筋膜と中心にある脊柱に固定されています。深筋膜の歪みは、中・小の袋に圧力を加えて歪みを生じさせると同時に各袋内とその間に流れる水圧も変化させるのです。**大・中・小それぞれの袋は、それぞれにつながっていて、ヘチマの構造によく似ています。**

いちばん外側の大きな袋が圧力を加えられて変形すれば、その圧力は内部の袋に伝わり、さらに深部へと伝わっていきます。**大・中・小それぞれの袋の内部にある水分が移動する**からです。ヘチマ状につながったすべての袋は、外力の影響を受けて変形する、ということになります。

一般的な物理療法（指圧・マッサージ・整体・カイロプラクティックなど）は、深筋膜の外側から刺激を加えることで防御反応を利用して、刺激を加えた部位のみの細胞の代謝を活性化することで一時的に症状を軽減する技術です。しかしそれでは生命力が上がることはありません。

私の開発したCSFプラクティス（脳脊髄液調整法）の刺激の加え方は特殊であり、防御反応を起こさせないために、深筋膜は全体にわたって変形し、その中にある中・小の袋いわゆる細胞も変形するため、一瞬にして脳を含めた全身の細胞を変形させることができるのです。それはつまり、すべての細胞を活性化させて生命力を上げることが可能だということなのです。

●つながっているから歪曲も伝わる

なぜ、脳への圧迫ストレスが全身の骨格や筋肉などの、きわめて狭い部分のトラブルの真の原因になっていくのでしょうか。それは簡単なことで、**身体全体はつながって一つになっている**からなのです。

たとえば息を吸うと筋肉の力で胸郭が挙上し膨らむことによって肺の中に空気が入

ります。そのことによって深筋膜が膨らみ、全身の袋に変形の影響を与えます。生まれつきの体質も、実はこのような身体のヘチマ状の形態によって生じていることがわかります。

人間の発育は部位によってそれぞれ異なっていて、発育不全と診断されなくても、誰でもどこかに若干の発育不全があります。脳の発育不全による不調は、中高年になって現れることもあります。その原点は、**受精時の遺伝子（設計図）による頭蓋骨の歪曲・変形**です。

頭蓋骨が歪曲・変形していると、外側に続いている大きな袋（深筋膜）に捻れを起こし、中に入っている中くらいの袋、さらにその中に入っている小さい袋（細胞）の歪曲・変形を生みます。そして、血液循環の不良による硬化を生んでいきます。これは、前に説明した圧迫ストレスそのものになります。

その程度や状態は人によってさまざまで、それが体質（老化した時にどこが悪くなりやすいか）を決めています。あるいは、その人自身の生命力（免疫力、筋力、持久力など）の強さも、このような生まれつきの頭蓋骨の歪曲・変形及び硬化によって決まっています。

●健康を阻害している真の原因を取り除く

私たちの身体は、水の入った大・中・小さまざまな袋がつながって全体が構成されているものなので、歪みや変形は思いがけないところの圧迫ストレスを生みます。

しかも機械ではありませんから、まったく歪みのない状態で生まれてくることはできません。また、まったく歪まない生活を送ることも不可能です。

私たちは、圧迫ストレスを受ける宿命を持って生まれ、生きているともいえるでしょう。したがって老化による硬化によって起こる症状、疾患も私たちの宿命なのです。

ただし、自分の生まれつきの体質と持続的圧迫ストレスがどのようなものかを知り、それを修正することができれば、さまざまな痛みや疾患の真の原因を取り除くことができるということです。

生活習慣病と呼ばれている疾患も、この部分的な発育不全とそれに伴う老化現象に加えて蓄積疲労によって慢性的に生じる圧迫ストレス、CSF（脳脊髄液）の循環不良による脳への持続的な圧迫ストレスによって起こる生命力の低下が原因なのです。

生活習慣や精神的なストレスは、発病の大きな原因とはならないのです。簡単にいうと、**生活習慣病とは老化現象**なのです。

したがって、**先天的な頭蓋骨の歪曲による脳への持続的圧迫ストレスと、後天的な**

CSF循環の不良で起こる脳への持続的圧迫ストレスを改善すれば、生命力が上がり、現代医学では治すことができない生活習慣病も、改善に向かうのです。

私たちが行っているCSFプラクティス（脳脊髄液調整法）とは、そのような目的で行われているものです。

身体は水の入った風船のかたまり

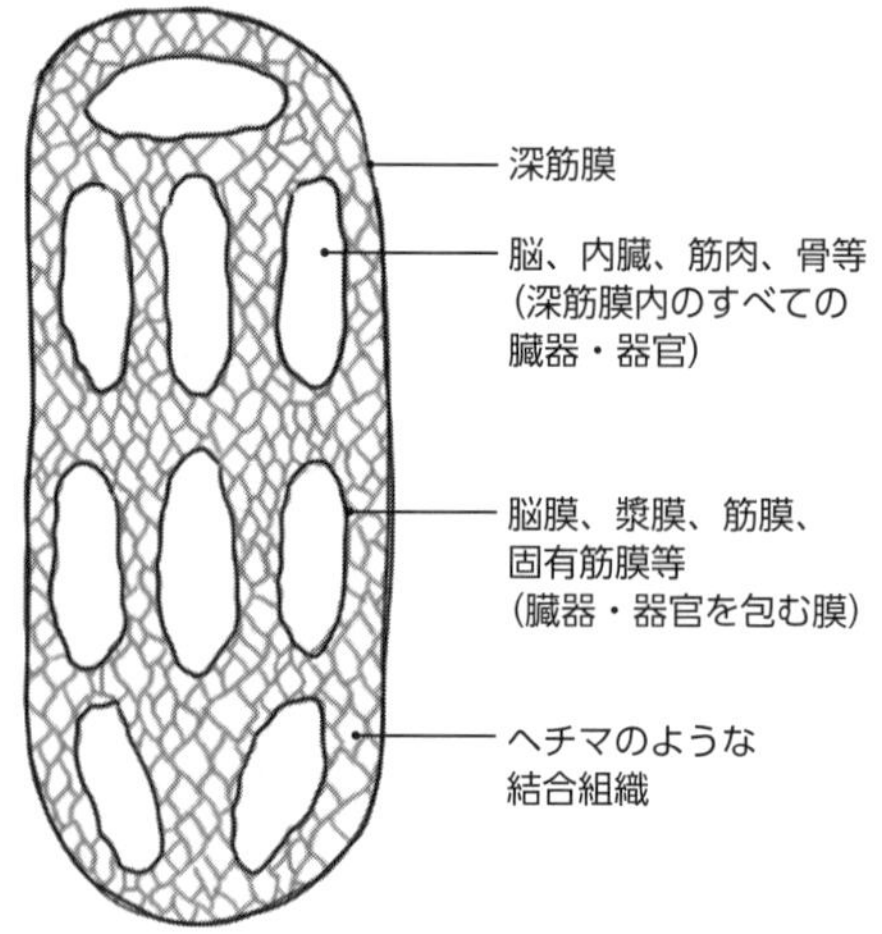

■人の身体を水の入った風船にたとえる

手で押すと膨らむ＝ お腹を押すことによって
水分の移動が起こり、
脚や頭が膨らむ

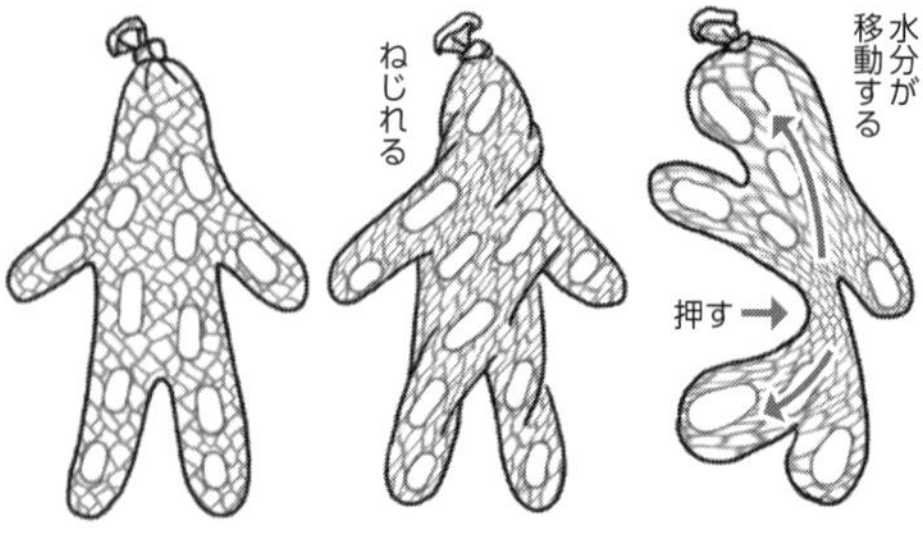

腰痛は「骨格と筋肉の問題」ではあるが……

「では、腰痛には骨格も筋肉も関係ないのか」

そう思われるかもしれません。もちろん、そんなことはありません。

これは真の原因の話です。**骨格の歪みや筋肉の緊張は腰痛の直接的な原因であって、根本的な原因ではありません。**ですから、筋肉の緊張をゆるめ骨格の歪みを排除しても、根本原因が消えないために、やがて再び緊張や歪みはくり返されるのです。

いま述べたCSF（脳脊髄液）の循環不良が腰痛を起こすメカニズムを理解するために、正常な骨格と筋肉の関係について考えてみましょう。

まず、みなさんご承知のように、骨格はみずから動くことはできません。骨格に付着している筋肉が収縮することによって、関節が動き、骨格は動くのです。

しかし、その筋肉もひとりでに動くわけではありません。神経を介して脳からの指令が届いた時に、筋肉は初めて収縮して骨格が動くわけです。骨格が動くおもとには、脳及び神経の機能があります。

筋肉の緊張が骨格を歪めているのは当然あることですが、一般の整体やカイロプラクティックでは、背骨や骨格の歪みが原因で筋肉が緊張し、内臓のはたらきが悪くなっていると考えて、日常生活における姿勢の悪さなども腰痛の原因と考えがちです。

私は、**誰もがもともと先天的な歪曲（捻れ）を持って生まれてきている**と考えています。その原因は、両親の遺伝子はもちろん、胎内における重力、そして子宮による圧迫ストレス、突然変異などがかかわっています。

生命力が低下して内臓機能も低下すると、内臓体壁反射（65ページ参照）**が起きて特定の筋肉（脊柱起立筋を含む）が緊張します。**また、脳機能の低下によって血管をはじめとするすべての筋肉が緊張しますが、その際、**伸筋（背部の筋）より屈筋（腹部の筋）の緊張が強い**ために、前屈みの姿勢（猫背）になるのです。

そのような歪みを、力（マッサージや整体）で修正しようとするのは無理があるでしょう。**ここ20年は体内の常在ウイルスの増殖・炎症によって全身の筋緊張・硬化が進み、両側の腸腰筋の緊張が強いため、左右差がなくなり、腰椎と頸椎の前方凸の弯曲が減少してストレートネックと呼ばれる状態になってしまいました。**整体やカイロプラクティックの先生は、いまだに背骨が曲がり、骨盤が曲がり、脚の長さが違っていると診断しますが、それはすべて思い込みです。

私はこれまでに1000人以上の施術者を指導してきましたが、私の指導と訓練を受けずに最初から背骨の曲がりを正しく検査できた先生は、残念ながら一人もいませんでした。多くの施術家が思い込みの検査をもとに施術を行っているのが現状です。

マッサージや整体を受けると一時的に楽になります。それは間違いない事実です。なぜなら、神経機能が低下して、血液循環も悪くなって緊張して痛みを起こしている筋肉が、力の刺激を受けることによって反射的に部分的な神経機能を活性化させ、血行を回復し、筋肉の緊張をゆるめるからです。

マッサージと整体は違う手技のように思えますが、力の刺激をきっかけにして改善に向かわせるという点では同じです。マッサージは刺激を加えて筋肉をゆるめ、一方、整体は骨に力を加えて筋肉をゆるめ、骨格のバランスをとります。つまり、やり方の違いだけで、起こっている現象は同じなのです。しかし、ストレートネックの人にこのような刺激を加えても骨格は何も変化せず、その他のインディケーター（指標）にも変化は起きません。

痛みは、一時的には消えるかもしれませんが、このような無理な力は、身体にとっては決して良い刺激（生命力をアップする刺激）ではありません。**身体の防御反応で反射的に神経が活性化し、血行は改善するのですが、結果的に生命力（自然治癒力、抵抗力、免疫力）は大きく消費され、減退してしまう**のです。

一方で、身体の緊張がゆるむために入眠しやすくなり、脳も含めた全身的な疲労も回復します。これによって生命力は少し回復するでしょう。うまくいけば、元気になって改善することもあります。ただしおおもとの原因はそのままですから、疲労は再び蓄積されて症状はくり返されます。

おおもとの原因とは、前述したCSFの循環不良と、脳に加わる持続的な圧迫ストレスによる生命力の低下です。さらには後述する「内臓体壁反射」の関係があります。そこのところを修正していかないかぎり、腰痛の問題は解決しないのです。

内臓体壁反射を理解しよう

●内臓は特定の筋肉と神経反射でつながっている

腰痛を含めた痛みの原因を考える時に、避けて通れない身体の仕組みがあります。それは、昭和初期に京都帝国大学生理学の石川日出鶴丸教授が提唱した「**内臓体壁反射**」という仕組みです。

つまり、**それぞれの内臓はそれぞれの自律神経系を介して特定の筋肉とつながって**

いるために、ある内臓が疲労や炎症などでダメージを受けると、反射的に特定の筋肉の神経に影響が及び、血管が収縮、血流不良が起こって持続的に緊張し、痛みやコリなどの症状が現れる、という身体の仕組みです。

肩コリや腰痛は、たしかに痛みを発している筋肉に問題が起こっている状態です。血液の循環不良が起こっているのです。しかし、その筋肉を揉みほぐして血液の流れを良くすることで一時的には楽になっても必ず再発します。痛みの真の原因は、傷んでいる筋肉にあるわけではなく、内臓の問題から特定の筋肉に痛みの症状が起こっているからなのです。

よく「運動をして腰を痛めた、肩を痛めた」という話を聞きますが、特定の内臓に慢性的な疲労や炎症がない状態、つまり運動だけで

内臓体壁反射を一部紹介

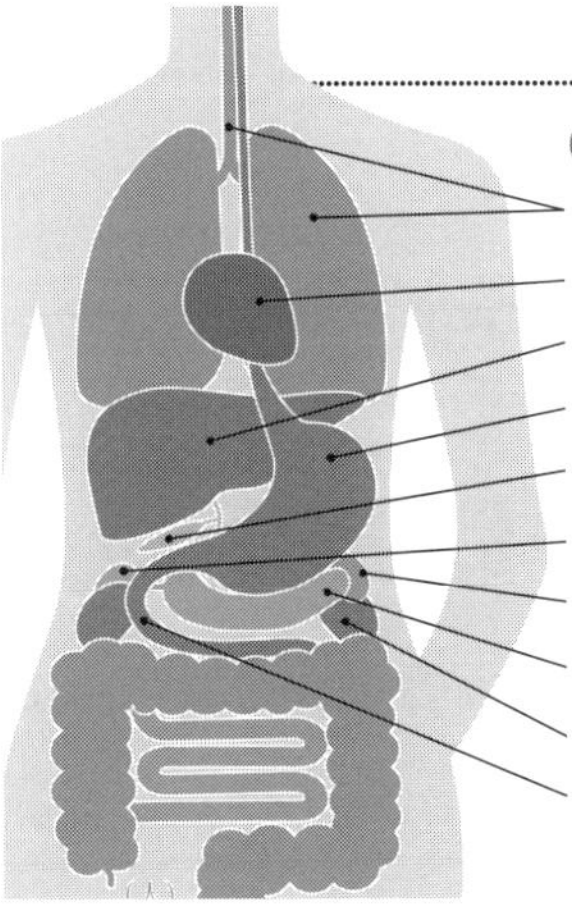

内臓	関連する部位
肺、気管支	三角筋
心臓	上肢、手首、足首
肝臓	菱形筋、大胸筋（胸肋部）
胃	大胸筋（鎖骨部）、中臀筋、肩甲挙筋
胆のう	大胸筋（胸肋部）
副腎	縫工筋、下腿三頭筋
脾臓	僧帽筋
膵臓	広背筋
腎臓	大腰筋
十二指腸	腹直筋、ハムストリング

は（正常な筋肉疲労だけでは）一時的な筋肉のこわばりは起こったとしても腰痛や肩コリは起こりません。異常な血流不全が、内臓からの反射で起こっているから、運動によって腰痛や肩コリが引き起こされるのです。

したがって、肩コリも腰痛も、関連する内臓で起こっているトラブルを解消し、その内臓の機能を回復させることができれば、自然に治っていくことになります。

人間の身体は、すべてがつながっています。前項では「大・中・小のさまざまな風船のつながり」という身体の形態を説明しましたが、形態だけではなく、脳から出ている神経も全身に張りめぐらされていて、電気的にもつながっているのです。

いずれにしろ腰痛をはじめとするさまざまな慢性的な痛みの原因は、内臓体壁反射を理解しておかないと把握できないのです。

2000年頃から猛威をふるっている「HHV―6」

●身体にひそむウイルスの増殖

本章では、①CSF（脳脊髄液）の循環（頭の膨張と縮小）、②身体の形態的な特徴（「袋」のつながり）、③身体の神経的なつながり（内臓体壁反射）という、三つの重要な仕組みについて述べてきました。腰痛も、この三つの仕組みを理解していないと、根本原因を把握して改善することはできません。

中でも①のCSFの循環不良による脳の不活性は、②や③を介してさまざまな症状や疾患をつくっています。いま、ほとんどすべての日本人が、CSFの循環不良によるさまざまな不調、慢性疾患、慢性痛を抱えているのです。これは大きな問題なのですが、医学的にまったく指摘されておらず、解決への努力も行われていません。

実は、CSFの循環不良によるものだと思われる不調に悩む人が、20世紀の最後の年、2000年の夏を境にして急に増えてきました。

「HHV—6（ヒトヘルペスウイルス6型）」が日本人の身体の内部で急激に増殖したのだと考えられます。これによってCSFの循環不良が起こり、大脳や脳幹への圧迫ストレスがさらに強くなりました。**大脳への圧迫ストレスは、精神不安やイライラを大きくし、脳幹への圧迫ストレスは、自律神経の不活性や免疫力低下をもたらしました。**２０００年から現在まで、そのような人が増えつづけているのです。

●免疫力（生命力）が落ちると猛威をふるう

2000年の夏、日本列島は歴史的な猛暑に見舞われました。さらに10月まで続いた強烈な残暑のあとには、すぐに急激な寒気が降りてきて、厳寒の初冬を迎えたのです。このきわめて過酷な天候の変化を経験して、人々の生命力は落ちました。気候の変動は、セリエのストレス学説では第一の重力や運動に次いで2番目にあげられるストレスになっています（38ページ参照）。

当時、冷房は身体に悪いと考えられて使用を控えたことから、暑さに負けて生命力は極端に落ちていました。それに加えて陽気変動のストレスに見舞われたことからさらに生命力が落ちました。その結果、いままでは身体に強い影響の出なかったウイルスが脳幹の中心部に感染して炎症を起こし、そこにHHV―6（ヒトヘルペスウイルス6型）が増殖して炎症・硬化を起こしたと考えられます。それ以来、この硬化は改善することがなく、CSFの流れに大きな異変を起こし、エスカレート的に悪循環が生じて現在に至っています。

HHV―6については、医学的に解明されていないことも多くありますが、生まれて間もなく体内に入り込み、ほとんどすべての人の体内に多かれ少なかれ存在していることはわかっています。生命力が落ちて、身体の弱い部分で増殖すると、気づかないままにその人の弱い内臓などの器官で、浮腫（むくみ）、弱い炎症、そして硬化などを起こしますが、内臓は簡単に症状を現さないので、その状態は持続します。これがCSFの循環不良の問題をさらに大きくするのです。

●肉体的・精神的に病んでいる日本人

健康な身体では、脳で生産されたCSF（脳脊髄液）は脳内を巡ったあと脊髄に送られ、さらに末梢神経を通って全身の器官で血液中に吸収される良好な循環が保たれていますが、HHV—6（ヒトヘルペスウイルス6型）による炎症や硬化があると、このCSFの吸収がうまくできなくなります。この循環不良により頭蓋骨内部にCSFは溜まり、その圧力は頭蓋骨を押し上げて頭を大きくします。大脳も脳幹も圧迫ストレスを受けつづけるために活性が悪くなり、さまざまな不調が起こってくるのです。

2000年以降、不定愁訴が多発し、「自律神経失調症」と呼ばれる身体の調子が悪い状態が続きました。それから10年を過ぎた頃から、ひきこもりやうつ病、パニック障害などが急激に増えたのも、この関連が主な原因であると私は考えています。そこまで悪くならなくても、脳の不活性によって十分な精神活動を行うことができないために、遊んでいる時はなんでもないが仕事はできないというような、それまで見られなかったような抑うつ症状も増えています。

自分勝手、パニック、キレルという行動は日本社会ではあまり見られないものでしたが、最近は電車に乗っているだけでもよく見かけます。

こういった状況はもともと免疫系が弱く、リンパの流れが悪かった人にとっては、繊維筋痛症と呼ばれる全身が痛くなる疾患（難病）に結びつくと考えられますし、慢性疲労症候群（筋痛性脳脊髄炎）といった疾患にも関係があることがわかっています。

腰痛でいえば、慢性的な痛みを重症化させる方がとても増えています。脳の機能低下は自律神経の変調から、内臓筋、骨格筋、血管に緊張をもたらすので、さまざまな慢性的な痛みにつながっていきます。

こうしたことは、**ＨＨＶ―６の増殖によってＣＳＦの循環不良が起こり、大脳・脳幹が圧迫ストレスを受けた結果**として起こっていることだと、私は考えています。

PART 3

85%が原因不明という腰痛、その真の原因は「脳」にあった

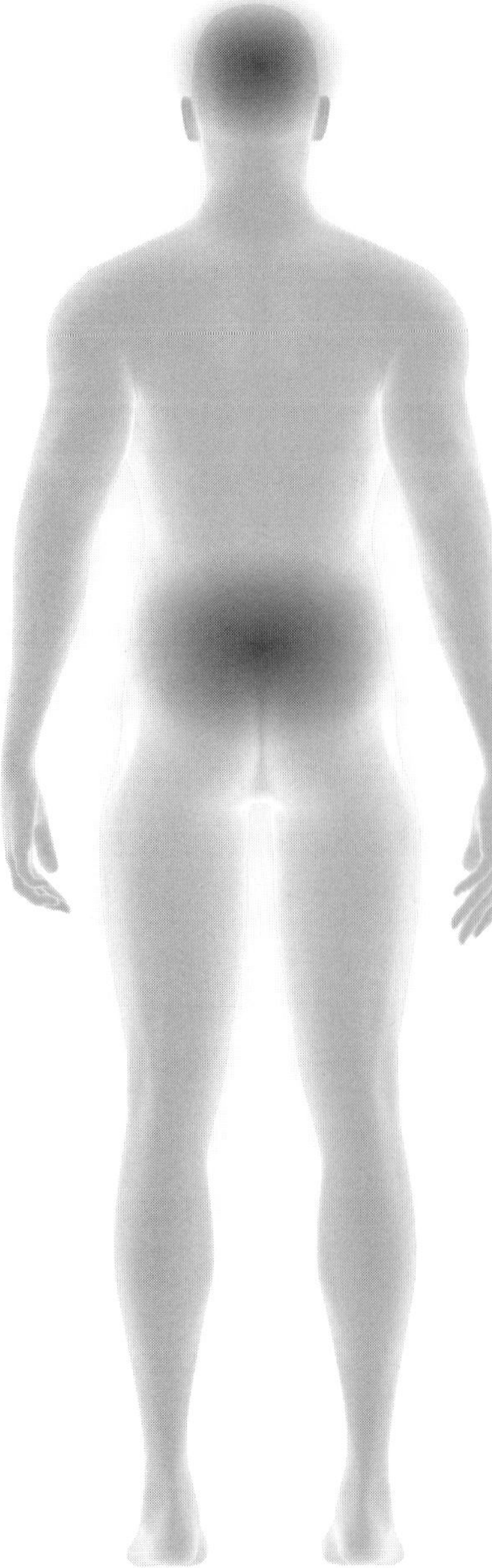

腰痛の原因は、脳細胞の不活性だった

腰痛は、いうまでもなく腰が痛くなる疾患です。そして、急激に痛くなって動けなくなってしまうものや、動けないほどではないけれども何年も慢性的に痛いものなどその程度はさまざまです。しかし、その原因を考えるとそんなに単純なものではなく、**根本的な原因は腰には存在しません。**腰痛の具体的なメカニズムや原因をこれから説明していきたいと思いますが、結論から先にいえば、**腰痛の原因は脳細胞の不活性による生命力の低下**です。

脳細胞の不活性化をつくっているのは、**CSF（脳脊髄液）の循環不良による脳への圧迫ストレス**です。

しかし、慢性腰痛の原因はそれだけではありません。内臓体壁反射という考え方から、腎臓の発育不全と老化現象による硬化が腎臓の機能低下による腸腰筋の緊張を引き起こし、腰痛の直接の原因となる広背筋の緊張に深く関係しているのです。

そして、腎臓が悪くなる原因は脳の発達障害であり、その脳の発達障害が起こる原因は、先天的な頭蓋骨の歪曲と硬化なのです。

さらに、脳への持続的圧迫ストレスの重要な要因として「ＨＨＶ―６の増殖」と「蓄積疲労」があります。特に老化が始まっている30代以降、さらに中高年の人たちは、もっと自分の身体の中にある蓄積疲労について真剣に考えなければなりません。

腰では何が起こっているのか？

●腰痛の直接の原因となっている広背筋と腸腰筋

それでは、腰痛の真の原因とは何なのか、順序立てて考えていくことにしましょう。

まず、腰痛がある時、その患部ではいったい何が起こっているのでしょうか。

多くの腰痛は、広背筋の痛みです。広背筋の緊張・硬化が神経や血管に対しての持続的圧迫ストレスとなり、痛みを発生させます。これが腰痛の直接の原因です。

広背筋は、腰から背中にかけての非常に大きな筋肉です。下部胸椎、腰椎、骨盤から始まって、左右の肩関節の近く（上腕骨の上部）についています。広背筋は人体で最も面積の広い筋肉で、腕を前後に回旋する肩関節（肩甲骨）の動きを支配しています。

腰痛の場合、この広背筋の腰のところで緊張・硬化が起こるのですが、その原因は広背筋とはまったく別の**腸腰筋という筋肉が緊張・硬化している反動**なのです。

腸腰筋は、大腰筋と腸骨筋という二つの筋肉の総称で、いわゆるインナーマッスルと呼ばれる筋肉です。いちばん下の肋骨のあたりの脊椎から始まった大腰筋が骨盤内に入り込み、そこで別に骨盤から始まっている腸骨筋と合流し、脚のつけ根（大腿骨の上部）についています。膝を上げる（股関節を曲げる）、歩く、走る）などの動作に使われる筋肉で、陸上競技の短距離などスポーツでも重要視されている筋肉です。

腸腰筋が「インナーマッスル」といわれるのは、このように身体の深部を通っているからです。腕やふくらはぎなどの筋肉は皮膚を通して動きが見えますし、感じることができますが、腸腰筋の存在は意識できません。図や言葉の説明で教えてもらわなければ、自分でもどこにあって、どのようにはたらいている筋肉なのかわかりません。

しかし、これも広背筋と同じように非常に大きな筋肉で、ここが緊張・硬化するととても大きな影響が現れます。それが腰痛なのです。

腰痛の原因として、広背筋と腸腰筋という二つの筋肉を突き止めることができました。しかしそれはあくまでも「直接の原因」で、それらの緊張・硬化をゆるめただけでは腰痛の真の原因はなくなりません。当然再発し、悪化していきます。真の原因の究明は、もう少し先の話になります。

広背筋、腸腰筋の解剖図

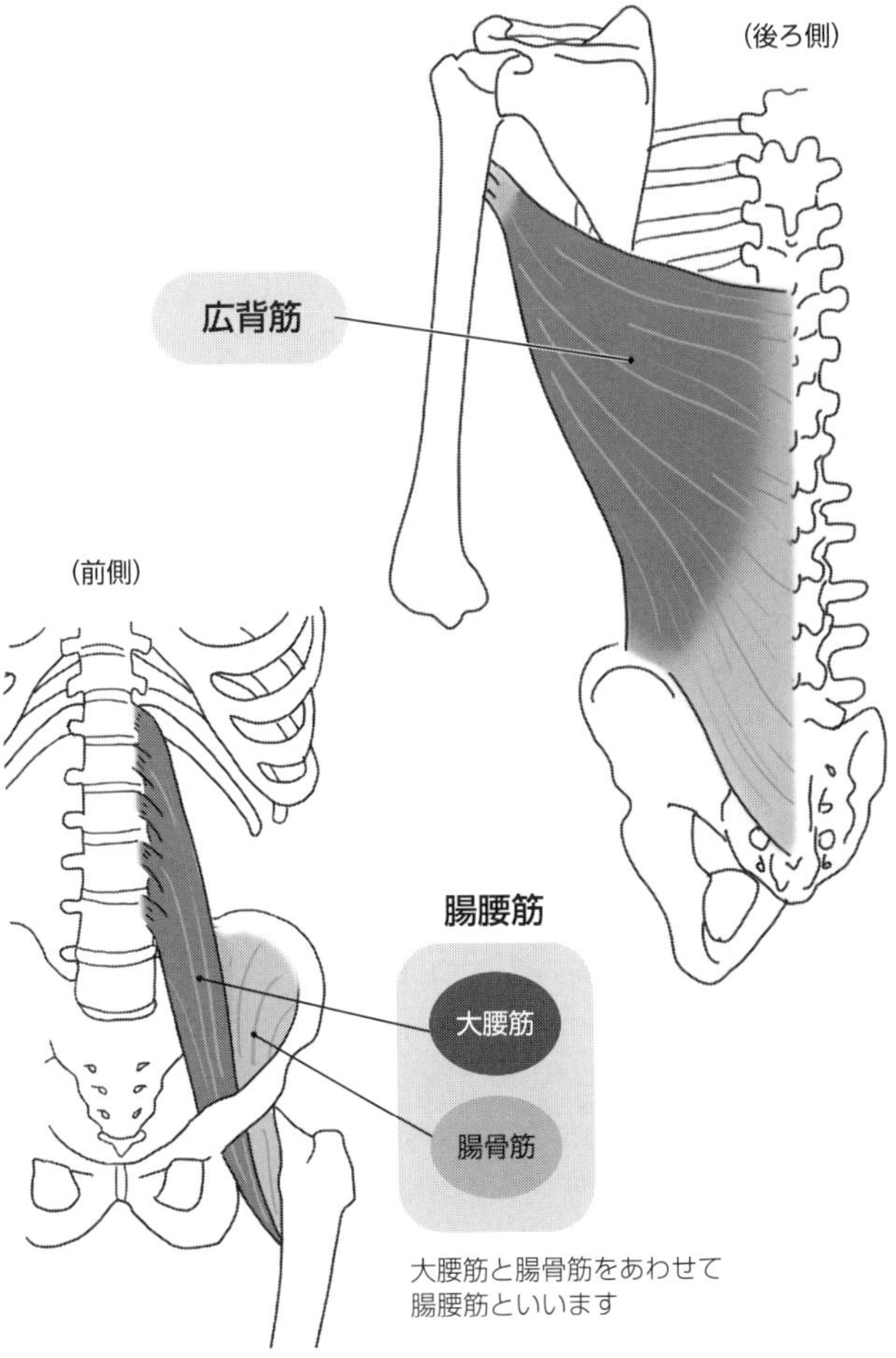

大腰筋と腸骨筋をあわせて
腸腰筋といいます

腰椎に自然にできているS字カーブ

腸腰筋が緊張・硬化すると、広背筋が緊張・硬化して腰痛を引き起こします。それは、どのようなメカニズムなのでしょうか。答えは「**腸腰筋の緊張が骨盤の歪みを起こし、結果的に広背筋を伸長する**」からです。これを理解するには、背骨（脊柱）のS字状の形状について理解しなければなりません。

私たちの身体のいちばん上には頭があって、その内部に脳があり、それが脊髄に続いています。脊髄は身体の中心にある背骨（脊柱）の内部（脊柱管）を通って、内臓や手足の末梢神経へと枝わかれしています。

人間は二足歩行をしていますから、重い頭を、この重要な背骨（脊柱）で支えなければなりません。歩くだけでもかなりの重力が加わりますが、私たちはさらにジャンプしたり走ったりすることもできます。それが可能なのは、**首（頸椎）から腰（腰椎）、仙骨までつながる背骨（脊柱）が連続的にゆるやかなS字状のカーブを形成している**からです。もしも背骨が1本の棒だったら、脳も脊椎も重力をもろに受け、前後のバランスも崩してしまいます。

背骨のS字状の彎曲は首、背中、腰の部分で形成されていますが、特に全身で重力を受け止めるための要となっている部分が腰椎のカーブ（前彎）です。腹部が出っ張るような腰椎の彎曲です。この腰のカーブ（前彎）は、立った時に背骨と骨盤がつくる一定の角度によって保たれています。骨盤は横から見ると上方が前方、下方が後方になっています。腸腰筋の緊張によって骨盤の下方が前方になるほど、腰椎の彎曲（前方凸）は消え、真っ直ぐまたは後方凸のC字状になります。

この腰椎椎間板は後方に変位して脊柱管の中に入り、腰椎の中心性ヘルニアとなります。一般ではこの状態を脊柱管狭窄症と診断することが多いのですが、厳密には間違いです。脊柱管狭窄症とは腰椎の老人性変形による脊柱管の狭窄であり、症状は失禁や下肢の麻痺です（26ページ参照）。こうなると重力に対する腰の負担は大きくなり、さらに腰椎や骨盤付近の筋肉の緊張バランスを大きく崩してしまうことになります。2000年頃までは、このような状態は加齢とともに進み、腰椎の変形も起こるため「老人の骨」と呼ばれていました。

ところが、**現在はHHV—6の影響で全身の炎症と硬化が進んだためにCSFの吸収が滞り、頭からのCSFの排出が悪くなって頭が拡大した影響で全身の筋肉が緊張し、脊柱起立筋の筋肉もすべて緊張することから脊椎は正常なS字状の歪曲がなくなり、「老人の骨」と同じ形態を示すようになった**のです。

若い人にも同じこと（加齢による骨の変形症はない）が起きていることから、「ストレートネック」という言葉が生まれました。最近よく耳にする言葉ですが、首だけではなく胸椎・腰椎も真っ直ぐなのですから、私は「ストレートスパイン（真っ直ぐな背骨）」が正しいと思います。

脊椎の骨格図

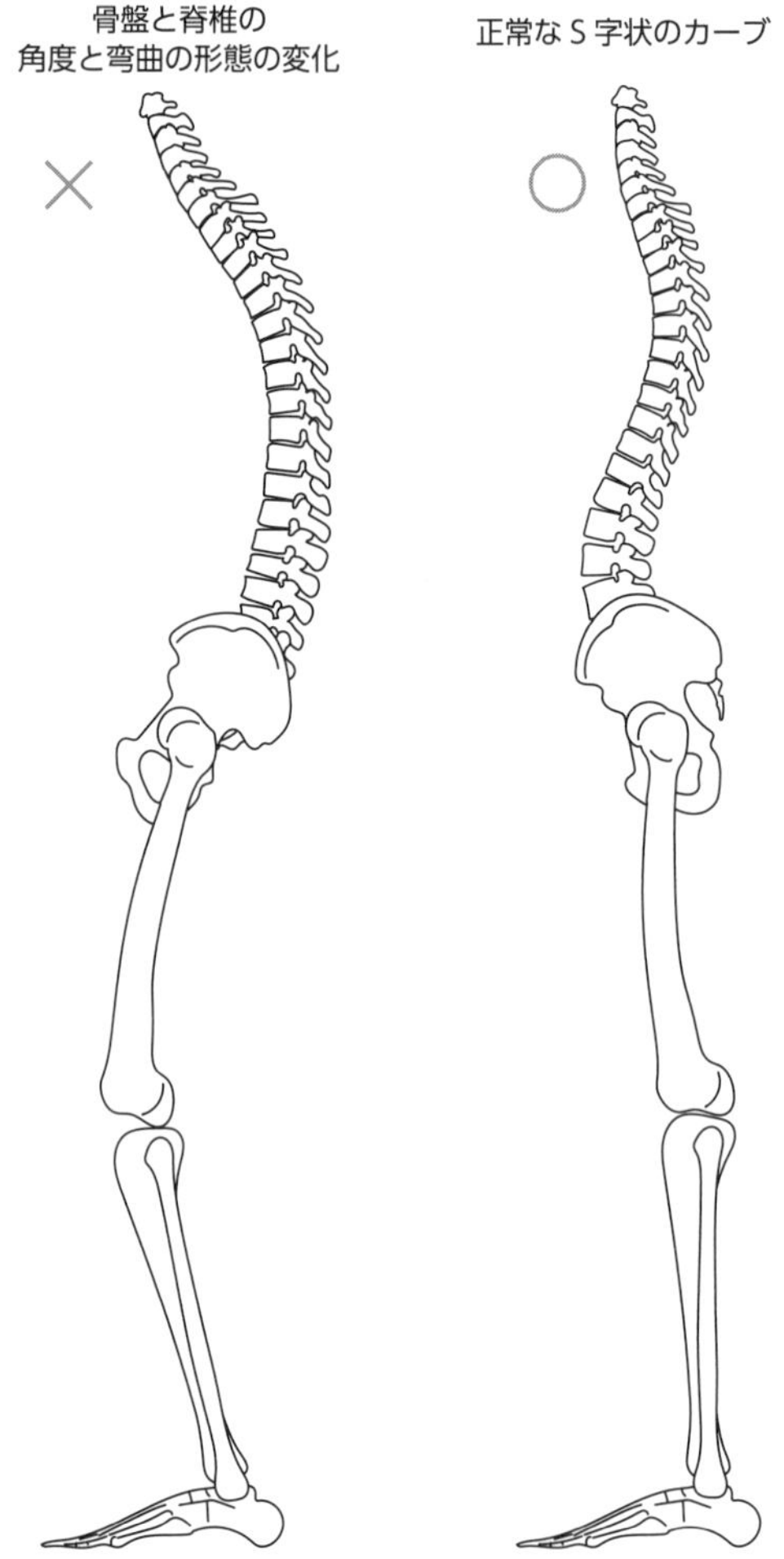

また、伸筋より屈筋の緊張・硬化が強く起きる現象から、広背筋（伸筋）に比べて腸腰筋（屈筋）の緊張・硬化がさらに進むことにより、骨盤の下方を強い力で前方上方に引っ張り、腰椎の正常な形態（前方凸の弯曲）は減少または消失してしまいます。

筋肉の緊張とは、収縮して短くなろうとしていることですが、筋肉の両端は骨から離れることはないので、緊張した筋肉は骨格を強く引っ張りつづけます。

結果的に、**腸腰筋、特に大腰筋の緊張によって骨盤が正常な状態を失い、腰椎の前弯は少なくなる（C字状・後方凸に近づく）ため、後ろ側にある広背筋が通常より伸長され、さらに、腸腰筋の緊張で起こった骨盤の歪みを是正しようとして広背筋に持続的な緊張が起こって神経を圧迫し続けます。**これが慢性腰痛の直接的な原因です。

腸腰筋と広背筋

骨盤と脊椎の
角度と弯曲の形態の変化

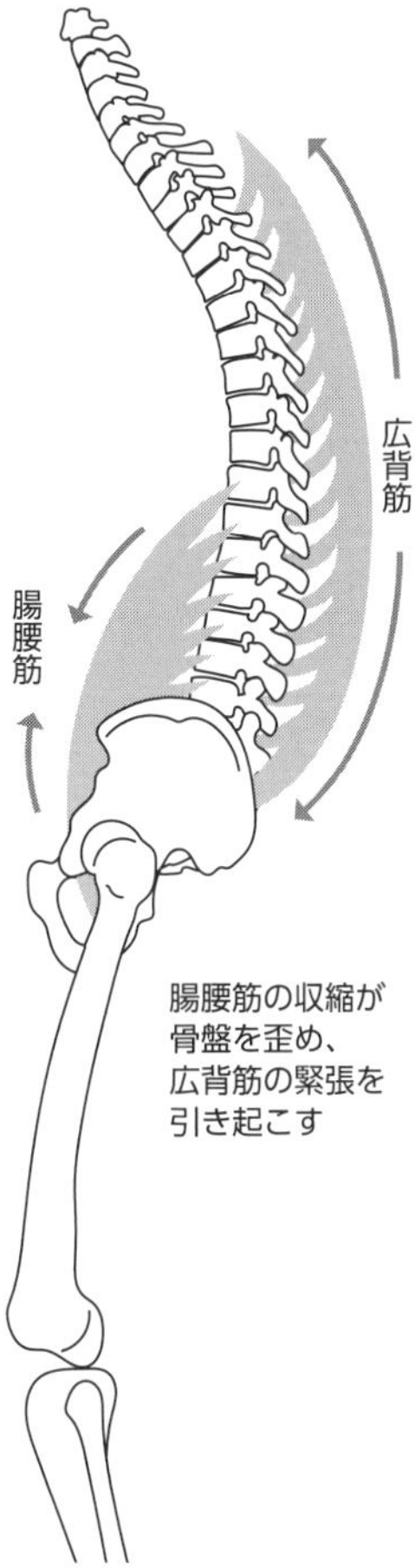
広背筋
腸腰筋
腸腰筋の収縮が
骨盤を歪め、
広背筋の緊張を
引き起こす

腎臓の不活性が腸腰筋の緊張を引き起こしている

ここまで、腰痛の直接的な原因は、広背筋の伸張による緊張・硬化、そして、その状態をつくるのが腸腰筋の緊張ということを説明してきました。では、腸腰筋はなぜ緊張・硬化し、短縮しようとする力をゆるめないようになってしまうのでしょうか。

いよいよ、腰痛の真の原因に近づいてきました。

その答えは、**腎臓の疲労、機能低下、不活性**なのです。

腎臓が慢性的に疲労しても、腎臓自体に痛みが発生することはありませんが、そのダメージは神経を通して脊髄に伝えられ、反射的に脊髄から腸腰筋へと伝えられます。PART2で述べた「内臓体壁反射」という仕組みの中で、腎臓は神経を介して腸腰筋とつながっているのです。

腎臓のダメージは、神経を介して、腸腰筋に血液循環の阻害を引き起こします。したがって**腎臓が疲れると、腸腰筋全体に血液の循環不良が起こります。**腸腰筋は歩いたり走ったりする時など、股関節を動かす場合に常にはたらいている筋肉ですが、じっとしていても姿勢を保っているだけで緊張しています。意識はしませんが、一日中活動している時にはいつも収縮をくり返しているのです。

そして、腎臓の機能低下の原因はスポーツや仕事によるものもありますが、慢性腰痛の原因は**先天的な頭蓋骨の歪曲と硬化による腎臓の発育不全**です。成長が止まってからは、その先天的な弱さのある腎臓の老化が進むことによるものなのです。

腰痛と椎間板ヘルニアの「ややこしい関係」

どうして腰痛の原因が腰椎椎間板ヘルニアだと思われてしまうのでしょう。

それにも理由があります。

椎間板とは椎骨と椎骨の間に挟まっているゼリーの入った水枕のようなもので、重力に対するショックアブソーバー(緩衝材)のはたらきをしています。人は立って歩くので、歩くだけで背骨(椎骨)に対して重力がかかりますが、その時に背骨の間に挟まっている椎間板がクッションになっているのです。

椎間板は水枕のような状態なので、椎骨の間で内容物(髄核)が移動します。右脚に体重がかかれば髄核は左に移動し、左脚に体重がかかれば右に移動します。こうして、クッションの役割を果たしているわけです。そして、腰が前に曲がれば後ろへ後ろへと圧迫されて移動します。このような状態が強いと、椎間板内の髄核が線維輪を破って飛び出してしまいます。これが腰椎椎間板ヘルニアなのです。

ところが、検査で腰の椎間板ヘルニアが認められても「腰痛はない」という方は珍しくありません。椎間板ヘルニアがあっても腰が痛くない人はたくさんいるのです。

ただし、ここがややこしいところなのですが、腰椎の椎間板ヘルニアと診断された人にとって、腰痛とヘルニアはまったくの無関係というわけでもありません。腰痛と腰椎椎間板ヘルニアには因果関係があるからです。

それは、**腰痛もヘルニアも同じ原因によって起こっている**、ということです。

腰が前に曲がれば椎間板内の髄核が後ろへと圧迫されて移動するわけですが、この腰が曲がる状態をつくり出しているのが腸腰筋の持続的な緊張と収縮です。緊張して短くなった腸腰筋が骨盤を引っ張ることで腰椎と骨盤の角度が大きくなり、ショックアブソーバーの役割をしている椎間板は後方に押し出される形になるのです。

そして、腰痛を起こしている広背筋が緊張する原因も腸腰筋の持続的な緊張と収縮です。したがって、**腰痛と椎間板ヘルニアが同時に起こってもおかしくはありませんが、椎間板ヘルニアによって腰痛が起こっているわけでは決してない**のです。

20年以上前には急性の腰椎椎間板ヘルニアによって発作的に下肢の激痛が起こるケースもありましたが、ここ20年、そのような方は当院には一人も来院されておりません。椎間板ヘルニアについては、2000年を境に状況が大きく変化したのです。

2000年以降、激痛を訴える椎間板ヘルニアがほぼなくなった

私の治療院では、毎日100名前後の施術を行っていますが、ここ20年間は椎間板ヘルニアでひどい下肢痛を訴える方はまったくおりません。

その境となったのが、2000年です。それ以前は片側の腸腰筋の緊張から内側・外側の椎間板ヘルニアを起こして激烈な下肢痛に見舞われた人が時々来院されたものです。現在も下肢痛の方は多数来院しますが、その原因は別にあります。

この不思議な理由は、腰部椎間板ヘルニアの位置と関係しています。

2000年より前に椎間板ヘルニアで来院されたのは、内側あるいは外側ヘルニアの方ばかりでした。中心よりも左側または右側の椎間孔にヘルニアが生じるため、姿勢を真っ直ぐにすると飛び出したヘルニアが神経を圧迫して電撃痛が発生したのです。

内側ヘルニアのケースでは、神経への圧迫を避けるために痛みのある側に身体を傾けます。外側ヘルニアの場合には反対側に身体を傾け、はみ出したヘルニア（椎間板）

に神経が接触しないようにしながら来院されたものです。症状は激烈で、整形外科医も整体やカイロプラクティックの施術家も手を出せず、痛み止めと休養で自然に治まるのを待つしかないというのが当時の一般的な対処法でした。

腰椎の内側や外側にヘルニアを起こすのは、前述のように片側の腸腰筋の収縮です。腸腰筋の緊張による広背筋の伸長・緊張が原因となって腰痛も併発しますが、腰椎椎間板ヘルニアの主症状は下肢の坐骨神経痛です。

あまり知られていない事実ですが、2000年以降、椎間板ヘルニア（内側・外側ヘルニア）の方は激減し、一時期はヘルニアという言葉もあまり聞かれなくなり、「椎間板症」という診断名が増えました。その理由はレン

内側ヘルニアと外側ヘルニア

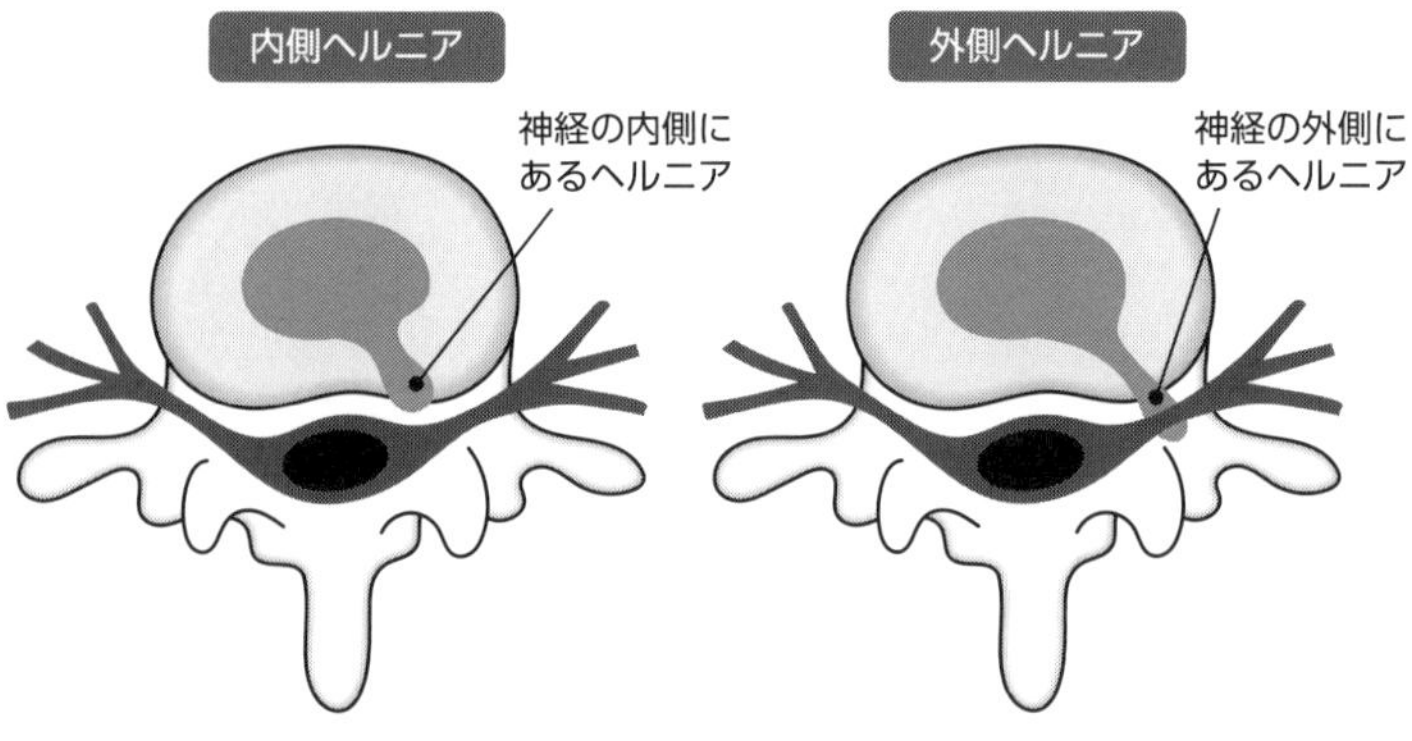

トゲンでは原則としてヘルニア（軟骨）は写らず、虚偽の診断をしていた可能性を一般に知られるようになったためです。椎間板症は、レントゲン撮影により腰椎と腰椎の間が狭くなっている場合に出される診断名で、これなら虚偽の診断と追及されることはなくなるというわけです。ただし、ごく最近になって椎間板ヘルニアの病名をもらう腰痛の人が増えてきました。その理由は、ＭＲＩの普及で画像によるヘルニアの診断ができるようになったためです。しかしその診断は、２０００年以前のものとは異なっています。内側・外側ヘルニアではなく「中心性ヘルニア」（真後ろへのヘルニア）なのです。

どうしてこのような変化が起きたのでしょうか。この違いは専門的で難しいかもしれま

中心性ヘルニア

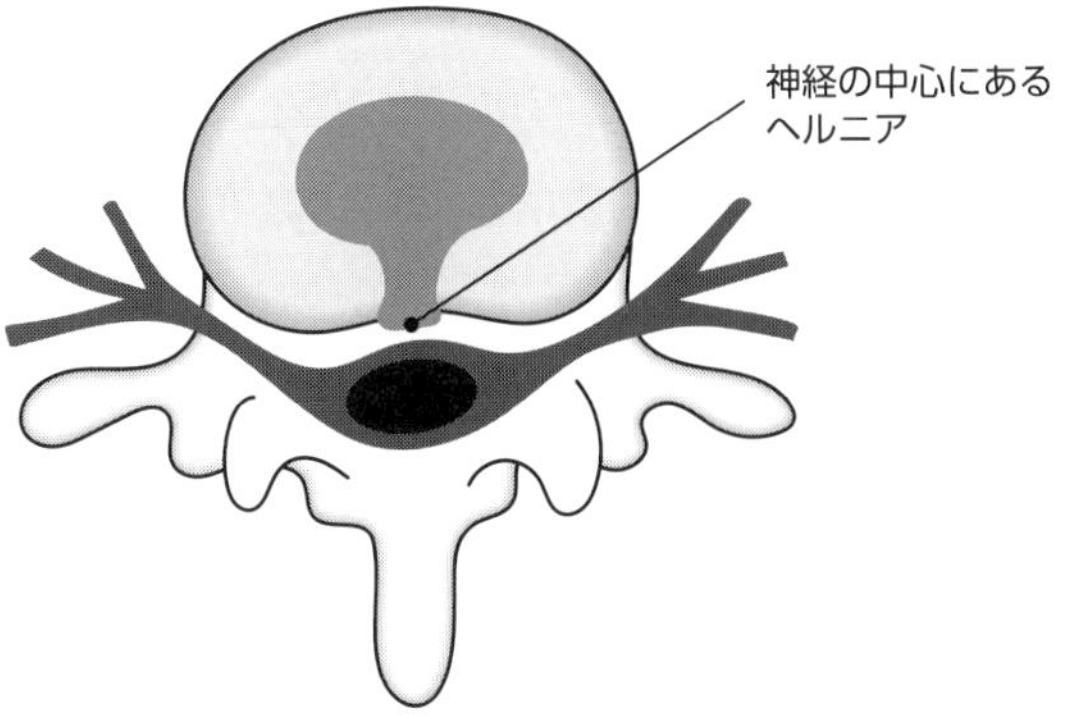

せんが、腰痛を理解するうえで重要なのでできるだけ簡単に説明します。

●HHV―6の増殖と中心性ヘルニアの増加の関係性

以前起きていた椎間板ヘルニアでは、先天性の脊椎の歪曲と関連した片側の腎臓機能の低下によって、同じ側の腸腰筋の緊張が起き、緊張した腸腰筋の側へ腰が曲がる弯曲を起こしていました。たとえば左側の腸腰筋が緊張した場合には、腰椎は右凸となり右側の椎間が開き、椎間板ヘルニアは右側に起こり、神経痛（下肢痛）は右側に起こりました。そして、腰痛は、広背筋の伸張が左側で強くなるために左側で起こりました。

HHV―6（ヒトヘルペスウイルス6型）の猛威が始まった20年ほど前からは、CSF（脳脊髄液）の循環が極端に悪化して脳への持続的な圧迫ストレスが強くなり、全身の筋緊張が起こりました。その時、先天的な頭蓋骨の歪みの影響で下肢の弱い人は、下肢痛が起こりやすくなりますが、それは坐骨神経痛（坐骨神経の圧迫による電撃痛）ではありません。

HHV―6の影響で先天的な左右差を超えて全身の筋肉が緊張する際、両側の腸腰筋が均等的な緊張を起こすことによって腰椎の弯曲の左右差（側方への歪曲）はなく

なります。

そして生まれつき腎臓の弱い人は、腰椎のS字カーブが減少し、さらにC字型カーブを描くような弯曲になっていきます。その結果、腰椎の椎間板は真後ろにヘルニアを起こすようになったわけです。これが内側、外側ヘルニアが減り、中心性ヘルニアが増えた理由です。

下肢に向かう神経は腰椎の横から出ているので、真後ろに突出した椎間板ヘルニアがその神経を圧迫することはありません。このため、中心性ヘルニアでは下肢痛も腰痛も起こりませんが、腸腰筋が緊張すると広背筋が伸張し、これが腰痛を引き起こします。ヘルニアが原因ではなく、腸腰筋の緊張と広背筋の伸張が原因なのです。

脳の機能低下が内臓の機能低下をつくっている

●年齢とともに腰痛は良くなる？　悪くなる？

さて、腰痛の真の原因の話に戻しましょう。そして、どうすれば腰痛がなくなるのかについて話を進めていきましょう。

腎臓の機能低下と疲労がなくなれば腰痛は自然に解消しますが、腎臓の老化現象を若返らせ、さらに腎臓の発育不全（生まれつきの腎臓の弱さ）の原因である頭蓋骨の歪曲と硬化を是正しておかないと、症状は再発する可能性があります。

また、腎臓の機能が低下して腰痛が起きて当然というような状態であっても、それ以上に肝臓の障害が強くなれば、肝臓障害による症状が目立って出てきます。そして、腎臓障害が2番目になると表向きの症状（腰痛）は軽減するのです。さらに、他の臓器も悪くなり、その数が多くなればなるほど腰痛の症状は軽減または消失します。

わかりやすくいうと、**老化が進んで悪いところが増えれば増えるほど、体調は悪くても辛い症状は感じなくなる**のです。しかし、そのような状態でもどこか1カ所の臓器が突出して悪くなると、その臓器に関連した筋肉の辛い症状が出てきます。そして、老化がさらに進めば神経も老化して再び症状は感じなくなります。

しかしそれでは、痛い、辛いといった症状が消えたとしても、身体は動かなくなって機能しなくなってしまいます。

実はここも理解していただきたい重要な身体のメカニズムで、つまりは、**症状がないことがいちばん悪い症状**なのです。

慢性腰痛は10代よりも20代、20代よりも30代、さらに40代と、年齢を重ねるほど多くなります。それは腰痛が身体の老化と無関係ではないからです。

しかし、中高年の人からは、このような意見もよく耳にします。

「若い頃（30～40代）は頻繁に起きていた腰痛が、最近はなぜか治まっています。なんとなく重いかなと思っても、昔のように激痛におそわれたり、足がしびれたりというようなことはなくなりました。自然に治ってしまったのでしょうか」

腰にかぎらず、若い頃に痛かった膝、肩、肘などが年齢とともに症状がやわらぎ、気がついたら忘れていた、というようなことはよく起こります。

30～40代の頃に苦労した腰痛が50代後半になると自然に気にならなくなるのには、腎臓の機能低下が関係しています。そして、**年齢を重ねるほど腎臓の老化は進み、その機能もより低下していくことになります。しかし、同じように他の臓器も老化して、機能も低下していきます。腰痛の直接の原因となる広背筋も老化し、硬くなり、機能は低下していきます。そして、その筋肉を支配している神経も老化して痛みを感じなくなる**のです。

さらには自律神経自体も老化し、ＣＳＦ（脳脊髄液）の生産が減少していきます。するど、身体全体におけるＣＳＦの流れる力も衰えて循環不良におちいります。ＣＳＦは神経の鞘の内部を流れますから、老化による脳の衰えはＣＳＦの生産減少につながり、全身の神経鞘の中を流れるCSFの量や圧力も減少すると同時に神経の力も衰えるため、生じていた痛みも減少する方向に向かうのです。

年齢を重ねることは、痛みや辛さが減少していく、ということです。腰が大きく曲がって広背筋がひどく伸張しているお年寄りは、神経が圧迫されているはずなのに、意外にも腰痛を訴える人は少ないのです。したがって、老化自体が痛みの真の原因とはいえません。

老化とは痛みが強くなることではなく、身体のすべてがはたらかない（機能しない）方向に向かう、ということなのです。

●痛い日と痛くない日があるのはどうして？

不思議なもので、慢性腰痛症に苦しんでいる人も、日によってウソのように痛みが軽い時があります。そういう場合は、前日に何をしたかな、何を食べたかな、などと考えて、「腰痛に良い習慣」を覚えようとするのですが、なかなか思い当たることがありません。

このような時は多くの場合、急性的に肝臓が悪くなり、腎臓と肝臓のバランスが同じくらいになると、腎臓からくる腰痛も肝臓の症状も感じられないので、まるで調子が良くなったように思われるのです。

逆に、急激な温度変化にあったり、流行している風邪の菌に知らずに感染したりすると生命力は急激に低下します。そして腎臓では急性の炎症が起こってきます。これによって内臓体壁反射が強く起こり、腸腰筋が緊張し、腰痛を悪化させる連鎖反応が起こってきます。

腎臓の機能が低下すると全身のリンパ液やCSF（脳脊髄液）の吸収が悪くなり、体液の流れが停滞します。頭からのCSFの排出が困難となり、脳圧は急激に上昇して頭が膨張します。

これによって頭蓋骨と背骨の構造に影響が現れ、腰の歪曲（前方に出っ張る形）は急激に減少します。広背筋は強く伸ばされ、筋膜に炎症が起こります。さらに腰筋部の神経の管でCSFの吸収不足による神経圧迫も起こるために、それまで慢性腰痛が治まっていても急に発生します。

たとえば、気圧が低下すると身体全体の深筋膜（大きな袋）が膨らみ、特に頭は大きくなって脳圧が上昇するように、ちょっとした気候の変化でそれは起こるのです。

このような現象は、若いにもかかわらず体力のない人では、現れる症状はより重いものとなります。また、このような状態で姿勢に無理が生じると、筋膜損傷を起こして急性炎症はさらに強くなります。1週間くらい動けなくなることも考えられるので、朝起きた時などに少し腰痛の症状を実感するようなら、しばらくは動きや姿勢に注意して生活することが必要です。

このようにして起こった筋膜損傷のある急性腰痛の場合、一般的なマッサージや整体の施術は受けないことが第一です。大切なのは安静です。じっとして生命力が回復するのを待つことが先決なのです。

前述のように、マッサージなどで緊張している腰の筋肉に刺激を加えると、その刺激に対して防御反応がはたらいて、一時的にその神経が活性化し、血液循環も良くなります。結果として腰の筋肉の緊張は（一時的に）ゆるみ、神経の持続的な圧迫も（一時的に）解消されて腰痛は楽になります。しかしいずれ再発し、悪化させていくことになります。

なぜ再発するのか。それは生命力の低下や内臓体壁反射による腰の痛み、つまり、腎臓→大腰筋（腸腰筋）→広背筋というメカニズム（原因が症状として現れてくる道筋）を無視しているからです。

痛みを引き起こしている原因は「生命力の低下」と「筋肉と関連した内臓機能の低下」ですから、それがなくならない限りは対症療法的に筋肉をほぐしても根本的には

解消しません。

では、内臓機能を悪くしているのは何でしょうか。それが、**脳の機能低下**なのです。内臓機能を悪くさせている脳のダメージはどこからやって来るのでしょう。それは、**脳への持続的圧迫ストレス（頭が大きくなっていて脳呼吸が十分に行われていない状態）**なのです。

ＰＡＲＴ５で紹介するホームケアは、無理な動きをせずに行えます。まず「脳呼吸法」を行って脳の血流とＣＳＦの流れを改善し、生命力をアップさせるようにします。生命力の低下を回復するには、十分な睡眠も非常に重要です。眠れないほど痛む時は、睡眠不足によってさらに腰痛が悪化します。ホームケアで紹介する「脳呼吸法」を寝る前に行うと、ぐっすり眠れるようになります。目が覚めた時、同じように行うとさらに良いでしょう。

痛むところや腎臓（肩甲骨の下）を保冷剤などで冷やすのも良いでしょう。強い痛みがある時は決して温めないこと、特に入浴は避けましょう。炎症がひどくなって、まったく動けなくなってしまう恐れがあります。

ギックリ腰とは？　なぜ起こるのか？

いま述べた、慢性腰痛の症状があるなしとは別に急性的にひどい腰痛として現れるものに、「ギックリ腰」と呼ばれる急性腰痛があります。それまで腰痛など別世界のことと思っていた人も、突然おそわれることがある腰痛です。

腰痛症の一種ですが、一般の腰痛とは少し違って、いくつかのタイプがあります。

①重量物を持ち上げようとしてギクッとくるタイプ

十分な余裕を持って重量物を持ち上げる場合は損傷を起こしませんが、不十分な体勢のまま重量物を急に持ち上げようとした時に腰部の筋の筋膜損傷を起こします。

体幹（足元）よりも遠くにあるものを持ち上げるような時は、持ち上げる物の重力の負担がもろに腰に集中するので、このような筋膜損傷を起こしやすくなります。足首の捻挫などと同じように、**組織が直接的に損傷を受けるもの**で、原因はきわめてシンプルです。

②自身の免疫力低下が原因しているタイプ

人間の生命力（免疫力）のレベルは、外的・内的な環境（38ページ、ストレスの種類参照）によって、毎日のように変化しています。また、体内には必ずウイルスや菌がいて、その人の生命力のレベルによって常に増加したり減少したりしています。しかし、自分の免疫力がどのようなレベルにあるのかは、よくわからないものです。

たまたま**免疫力が落ちて体内ウイルスが増殖し、腰筋の筋膜が軽い炎症を起こしているような時は、筋肉自体もいつもより硬くなっていますので急激な動作を行うことによって筋膜損傷を起こしギックリとやってしまう**のが、このケースです。

③膵臓機能の低下が関連しているタイプ

個々の内臓の調子も、毎日のように変わっています。胃腸についてはさまざまな症状があり、食欲にもかかわってきますからわかりますが、膵臓の不調は自覚しにくいものです。実際には、かゆみ、喉のかわきなどの症状が現れることが多いのですが、一般の方は、これが膵臓の機能低下と関係しているとはなかなか気がつきません。

膵臓機能が低下すると、腰部の筋肉も含む広背筋の反射的緊張が起こります。広背筋全体の機能が低下し、部分的には体内ウイルスが増殖して炎症や硬化を起こしています。このような場合は、自身でもギックリ腰が起きそうな感じがし、くしゃみをしただけでもギックリ腰を起こします。

④小腸機能の低下が関連しているタイプ

小腸の調子も、気づきにくいものです。

小腸の調子が悪い時は、内臓体壁反射によって腹直筋（腹部中央の筋肉）の緊張が強く起こってきます。**腹直筋が緊張して縮もうとすると、その拮抗筋である広背筋が伸ばされる**ことになります。

腹直筋は腸腰筋よりも背骨の前方にあるため、少しの緊張でも腰椎の前方凸の歪曲を急激に減少させ、広背筋の伸張を強く生じさせます。同時に急激な脳圧の上昇と頭の拡大がとりわけ強く起きて全身の筋肉の緊張も起きています。そのため、一般的な腰痛ではなくギックリ腰になるのです。

ギックリ腰は、重い物を不用意に持ち上げるようなことをしなくても、たとえばソファに座っていてテーブルに置いてある新聞を取ろうとした瞬間のような何気ない動作で起こることも少なくありません。前屈みの状態から起き上がるだけでも起こります。なぜそのような時に起こるかというと、内臓機能や生命力の低下という状態がベースにあるからなのです。

いずれにしても「魔女の一撃」とたとえられるほどギックリ腰の痛みはきわめて強

く、動けなくなってしまうこともありますが、2～3日から1週間程度安静にしていれば回復します。

しかし、そこで安心しないで慢性腰痛にならないように、しっかり完治させておくことが大切です。

CSFの循環を改善すれば、腰痛は解消する

脳への持続的圧迫ストレスは、PART2で述べたとおり、CSF（脳脊髄液）の慢性的な滞り（循環不良）によって起こっています。

脳への持続的圧迫ストレスによって、自然治癒力や免疫力など全身の総合的な生命力が慢性的に低下しています。しかし、このことに本人は気づいていません。症状が現れていない段階では「自分は健康だ」と考えていますが、腰痛が起こる前から、このような不健康な状態は起こっていたのです。そこを理解しなければなりません。

また、**慢性腰痛には生命力の低下だけではなく、必ず腎臓の発育不全と老化現象が関係しています。**

ＣＳＦの循環が良くなると生命力が上がり、腎機能は改善しますが、生命力の安定をはかるだけでは必ず再発します。

ですから、慢性腰痛の治療には、腎臓の若返り再生が不可欠になります。もっといえば、**腎臓と脳、頭蓋骨の硬化（老化）を改善しなければ、慢性腰痛からは逃れられない**のです。

仮に先天的な腎臓の発育不全やそれに伴う腎臓の老化現象がなければ、原則として慢性腰痛症はありません。

長時間の重労働やスポーツ等で腰に負担をかけたことが原因と思われがちですが、腎臓が強ければ慢性腰痛にはなりません。

生命力をアップさせると、すべての症状を軽減することができますが、**根本的に症状を取り除くには、生まれつき弱くて老化している臓器を若返らせる、再生させることが必要**なのです。**CSFプラクティス（脳脊髄液調整法）ではそれが可能**であり、これは腰痛に限らずすべての老化現象による慢性病（生活習慣病と呼ばれているもの）にもいえることなのです。

CSFプラクティス（脳脊髄液調整法）とは？

●個々の部分ではなく「全体」を見る

「健康な状態」は、ここまで述べてきたような、身体に備わっている仕組みによって成り立っています。それがなんらかの原因でうまくいかなくなった時に、結果として痛みなどの症状や慢性疾患が現れてくるのです。

そのような症状や疾患に対して現代医学が行う治療は、ほとんどが対症療法です。とりあえず薬で症状を抑えていますが、楽になることを最善として将来的なことは考えていません。将来的見通しで症状の再発や寿命の延長は考えないのです。

現代医学がさまざまな診療科に分かれているのも、表面的に現れる症状や疾患に対処することを重要視するからです。その結果、私がこれまで述べてきた「真の原因」を突き止めようとはしなくなってしまいました。専門化が進み、全体（生命）がわからなくなってしまったのです。それが現代医学の大きな壁であり、限界になっていると私は考えます。

腰痛は、そのようなたくさんの症状や疾患の一つの例にすぎません。

●「協調的刺激」によって脳機能を高める

私の施術院で行っているCSFプラクティス（脳脊髄液調整法）は、第一に症状に悩む方の抱えている「真の原因」を解消することを目的にしています。どのような症状もいかなる疾患も、生命力を上げなければ改善させることはできません。

痛みや症状が発現する原因は、生命力が衰えていることです。

その原因を解消することこそが、健康へのたった一つの道なのです。そして、CSFプラクティスでは、**生命力の衰えの原因を「脳の機能低下」と考えています。**

ここでいう脳とは、大脳ではなく、環境に順応して健康に生きるためのすべての活動を行っている間脳（脳幹、小脳など自律神経の中枢）をさします。**脳の細胞を活性化させ、脳機能を本来のレベルに戻せば、生命力が上がり、自然治癒力（免疫機能等）が十分にはたらくようになり、自然に健康へと向かっていく**のです。

一般的なマッサージや整体などでは、症状のあるところに強い刺激を加えることで防御反応を引き出し、それが神経を刺激することによって局所の血流を良くしています。このような強い刺激（侵襲的刺激）は、直接刺激を加えた狭い範囲に対して一時的に効果が出ることはあっても、おおもとの原因はそのままなので再発します。

CSFプラクティスでは、そのおおもとの原因である脳（生命力）に活力を与える施術を行います。そこでは強い刺激は必要ありません。**防御反応が起こらないような柔らかな刺激で脳細胞を活性化させる**のです。私たちはこれを**「協調的刺激」**と呼んでいます。

その代表的なテクニックの一つに「筋膜ポンプ（筋膜に対して防御反応が起きないように柔らかく垂直に力を加えて、深筋膜の変形と細胞外液、組織液の移動を起こさせることで細胞膜を刺激して電位的な活性を起こし、細胞内液の移動を起こして細胞の活性化を促す手技）」があります。

身体を包む大きな袋（深筋膜）に対して深く広く押圧・変形を起こすことができ、押圧を加えた部分は凹み、つながっている他の部分は膨らんできます。

たとえば、ふくらはぎを押すと、その結果として頭が大きくなるということが起こります。これは、防御反応が起こらない**協調的刺激によって身体の部分的な変形が全身に伝わっていく**ことを示しています。ただし、誰にでもできるような簡単なテクニックではなく、素質と十分な訓練が必要です。

筋膜ポンプは非常に高度なテクニックですが、CSFプラクティスの中には初心者でも使えるテクニックもあり、毎月多くの施術家が各所で行われている講習会に学びに来ています。

その一例として、施術に使用する器具・ソフトブロックや、ソフトブロックテクニックを応用した脳呼吸枕（共に実用新案特許取得）があります。柔らかい素材でできたソフトブロックを一定の部位にあてて横になるだけで驚くほどの効果が得られます。

元・鹿児島大学大学院医歯学総合研究科助教授の横山幸三先生（現・横山全身管理センター所長）の協力で行われたソフトブロックを用いた実験では、脳血流量が約25％増加し、さらに脳に酸素が運ばれた結果、酸素量（ヘモグロビン）が35％も上昇したことも確認されたのです。これは、脳の活性化を示しています。

また、第三者機関の脳の研究施設においてｆＭＲＩ（磁気共鳴機能画像法）による測定では、脳全体の活性化が映像によって確認もされています。

施術による脳の活性化は史上初、世界初の快挙であり、それは、人の生命力、免疫力のアップを意味します。

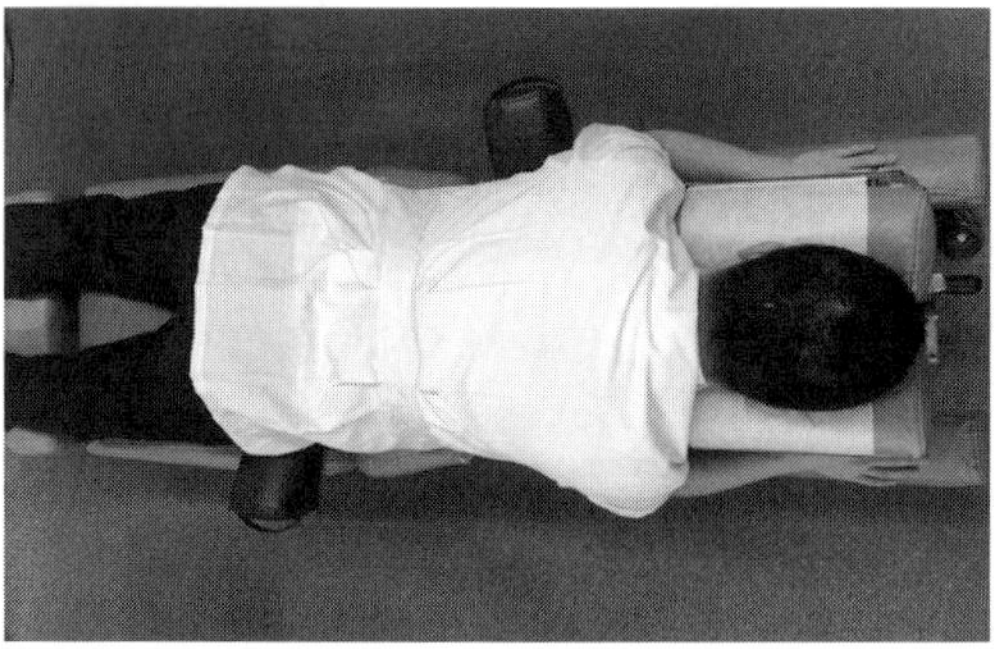

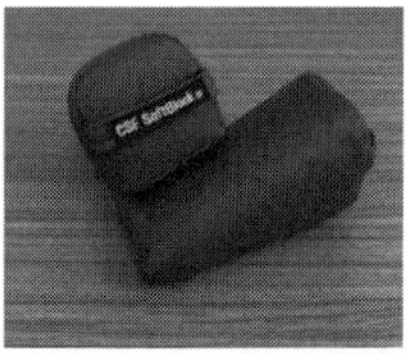

▲「ソフトブロック」（登録第3191108号）
◀施術例

レーザー組織酸素血液モニター
(オメガモニター、BOM-L1 TRW、オメガウェーブ株式会社、日本）**による**
組織酸素化ヘモグロビン量と組織脱酸素化ヘモグロビン量の検査

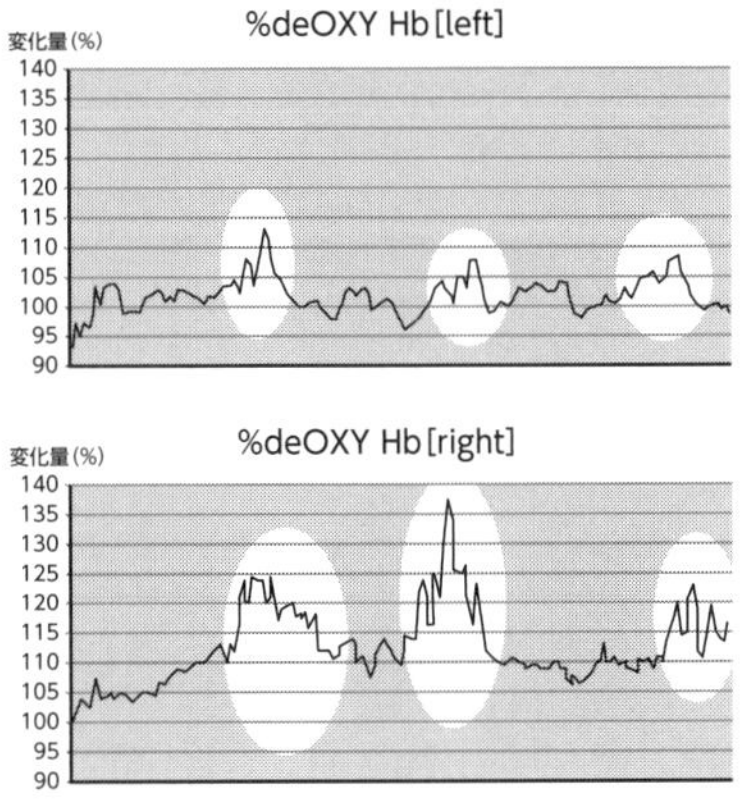

ソフトブロックは特に**組織脱酸素化血液量**を著明に増加させ、**約35%も上昇**させた。この脱酸素化血液量は、脳に運ばれた酸素が有効に脳細胞に利用・代謝されると増加することが知られている。したがって、ソフトブロックは**脳組織代謝を活性化**することが示唆された。

fMRI 検査による影像化　検査機関：脳活動イメージングセンタ

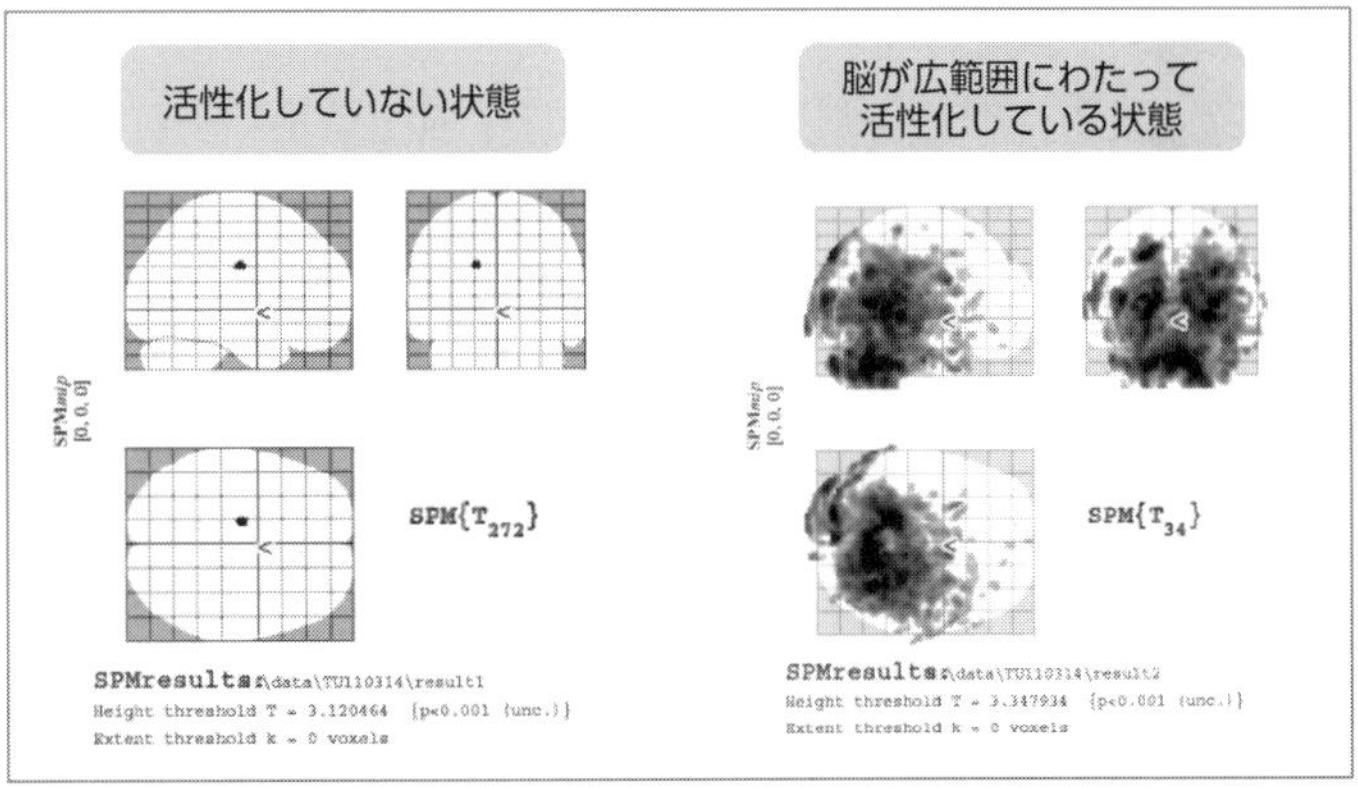

器官組織を再生させるナチュラル再生法

ＣＳＦプラクティスにはさまざまな施術法がありますが、その中で特筆すべきものが「**ナチュラル再生法**」です。老化し柔軟性を失った器官（専門的ないい方をすると変性萎縮を起こした器官）を協調的刺激で再生し若返らせる手技です。このテクニックは、ＳＯＴ（仙骨後頭骨テクニック）創始者であるメジャー・Ｂ・ディジョネット先生によって行われていた無血手術を参考に、私が発展させて理論化し体系化したものです。

施術の手順としては、まず大きな袋（深筋膜）に協調的刺激を加えて体液の循環を良くしてむくみを減少させることから始まります。すると、脳でつくられて脊髄そして全身の神経に沿って流れるＣＳＦ（脳脊髄液）が各末梢の器官にスムーズに吸収されるようになり、頭蓋内からのＣＳＦの排出も良くなって脳圧が下がります（脳への圧迫ストレスが減少）。その結果、脳への血液供給量が増加して栄養と酸素の供給量が増えると同時に老廃物やＣＯ２が排除されるため、脳は活性化して生命力や自然治癒力が上がるのです。

ところが排出されたCSFは、柔軟性があって機能の良い器官では十分に吸収されますが、硬化・老化した器官では吸収が悪く、CSFが神経鞘の中に充満して神経に圧迫ストレスをかけます。すると、その器官は浮腫（むくみ）が生じて膨張し、中位の袋（内臓や筋肉など）と細胞を固定しているコラーゲンの繊維は伸長されて硬くなります。そこで、このナチュラル再生法によって器官組織本来の機能を取り戻す（柔軟性を回復させる）と、老化・硬化した器官組織が再生していくという現象が起こります。

ナチュラル再生法は、生命力をさらに上げるために頭蓋骨や自律神経の中枢にも行い、自然治癒力を上げて身体全体の状態を改善させることが可能なのです。

治る力を最大限に発揮させる

脳や自律神経が活性化して生命力がアップする施術を行うと、それまで受けていた持続的圧迫ストレスによる悪循環が解消されます。しかし、これをくり返すことによってCSFの増産を促し流動圧力が高くなると、より老化・硬化した器官（内臓など）では流れが悪いために詰まって膨張するため、ナチュラル再生法により柔軟性を回復させる必要が出てくるのです。

腰痛の場合は、腎臓の老化・硬化を回復させて正常な機能に戻すことで、内臓体壁反射によって緊張している腸腰筋をゆるめて改善させます。また、腸腰筋や広背筋自体にも老化や硬化が起きていますから、同様のテクニックによる柔軟性の回復が必要になります。一般的なマッサージや整体のテクニックでは緊張した筋肉を一時的にゆるめることはできても、老化・硬化した筋肉の柔軟性を回復させることはできません。

さらに、先天的な頭蓋骨の歪曲と硬化は、頭蓋骨特効法という上級テクニックを使って**生まれつき腰痛になりやすい体質を根本から改善させる**ことができます。

生まれつきの体質を改善するために先天的な頭蓋骨の歪曲を正常に近づけるには、協調的な刺激をより正確な位置、角度に加える高度なテクニックを要します。**防御反応を起こさせずにうまく施術が行えれば、変形・硬化している頭蓋骨と脳のはたらきが正常に近づき、その効果が内臓、筋肉にも伝わる**のです。

この「協調的刺激」の発想、そして技術は、これまで世界のどこにも存在しなかったものです。私の前著では、CSFプラクティスについて、難病の症例なども加えて詳しく述べてあります（『「脳の呼吸」を整えればあなたの全身はよみがえる！』現代書林刊　2016年）。興味ある方は、本書とあわせてご一読いただければ、より理解が深まると思います。

先天的な発育不全のある部位を反応する順に再生（若返り）させ、突出して機能や組織の老化・硬化した部位がなくなり平均した悪さになれば、特に病名もつかず際立って悪い症状も感じなくなります。ですから、慢性腰痛が解消したといえる状態にするには、生命力をアップし、全身の緊張を取って、腎臓を若返らせて機能を改善し、腸腰筋、広背筋の緊張をなくせば、一般の治療や施術とは比べようがないほどの効果が出ます。

一般的な治療や施術では、とりあえず症状が改善、解消すれば良いとしています。その時、楽になることを最善として、将来的なこと（腎不全の可能性など）を考えてはいません。将来的見通しで症状の再発や寿命の延長は考えないのです。

いまの症状改善に生命力を使うのと将来の健康に使うのでは身体の反応は違ってきます。将来の健康のために生命力を使うと、その分、いまの症状改善に使われる生命力が減少するため、あらかじめ生命力を上げる施術を十分に行っておき、腎臓を若返らせる施術の後にも生命力を上げる施術を行い、さらにご自身が睡眠を十分にとるなどの努力を行えば、その効果はより大きなものになります。

2018年6月頃から2020年1月にかけてリンパ系や骨髄への感染症が流行した影響で、以前にも増して日本人全体の免疫力が低下してしまい、従来の治療だけでは急性炎症が取りきれない方が急増しましたが、研究によって細胞をより強く活性化させることに成功し、ＨＨＶ―６（ヒトヘルペスウイルス６型）による炎症に対してより深く施術を行えるようになりました。

当たり前のことですが、**同じ症状だからといって同じ状態ではありません。同じ人を継続的にみていたとしても、何らかの原因で極端に生命力が低下した状態で来院される場合もあります。結局、自身の治る力で治っていく**のであって、治る力が足りないと治らないのです。まずは、**脳の圧迫ストレスを取って、脳細胞を活性化させて、生命力を上げることから始めなければ決して良くなりません。**

いまある症状を取ることだけを考えるのではなく、身体全体の代謝を促進して浮腫（むくみ）を改善する。そして、治るのに必要な体力をつけるために自律神経の再生や頭蓋骨の柔軟性の回復を図ることが、特につらい症状がなくても体力がないといった人にはとても大切です。

誰しもまったく疲労のない生活を送ることはできません。そして、１日経てば必ず１日分老化します。**良くなるのと悪くなるのとの競争**なのです。治療でもふだんの生活でも、生命力を落とさないようにする意識と努力を忘れてはいけません。その意味でも、自身によるホームケア（ＰＡＲＴ５参照）や睡眠、休養は非常に重要です。

PART 4

症例でみる、CSFプラクティスによる腰痛の解消法

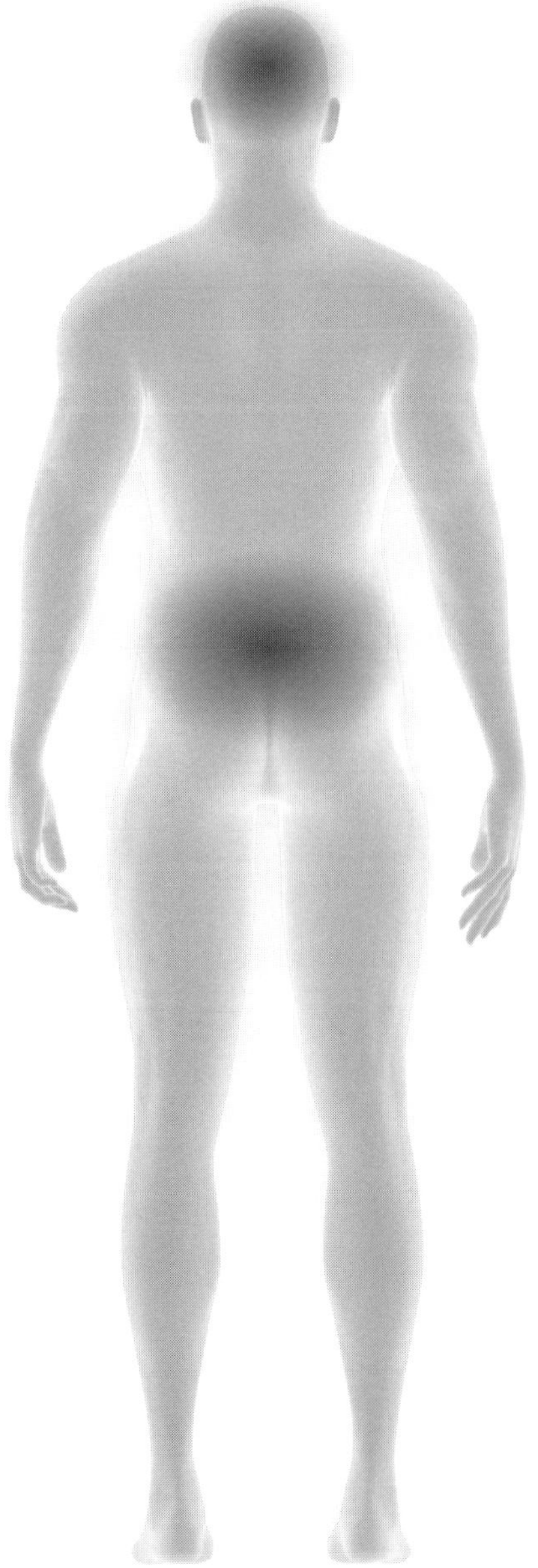

実際の症例で腰痛の原因と解消法を理解する

ＰＡＲＴ４では、実際の症例に照らし合わせながら、説明したいと思います。

腰痛には、急性と慢性があることはこれまでに述べたとおりです。急性の腰痛には「ギックリ腰」が含まれますが、これは一般的な腰痛とは原因が異なります。

急性腰痛は、疲労が重なっているような時に風邪などに感染することによって、腎臓が急性的に弱い炎症を起こすために生じます。そのため、安静を保って休養すれば疲労が回復して免疫力が上がり、腎臓の炎症も改善すれば、腰痛も治るわけです。

しかし、急性腰痛のある状態で無理な生活が続くと、腎臓や広背筋にＨＨＶ—６（ヒトヘルペスウイルス６型）が増殖し、炎症を起こします。すると、腎臓、そして腰痛に関連する筋や筋膜は硬化してきて慢性腰痛へと移行してしまうのです。ですから、急性腰痛の場合は無理をせず安静を保ち、慢性に移行させないようにしましょう。

慢性腰痛が起こる原因は大きく二つあります。まずＣＳＦ（脳脊髄液）の循環不良によって脳の機能が低下し、生命力が低下すること。もう一つは生まれつき腎臓が弱い体質と老化現象です。急性腰痛と慢性腰痛に関して実例をみながら、より具体的に説明していきたいと思います。

◉ **急性腰痛**

疲労に加えて、風邪などの感染症の影響によって腎臓の弱い炎症や筋膜の炎症などが起こることから生じるもの

ギックリ腰①

重量物を持ち上げるなどによって腰筋の筋膜が損傷を起こした場合

ギックリ腰②

疲労に膵臓の機能低下が重なった時、前屈みの状態から起き上がろうとしたり、または前屈みになろうとして広背筋に負担がかかった際にギクッと腰が痛くなるが、筋膜損傷まではいかず広背筋の痙攣にとどまる場合

◉ **慢性腰痛**

腎臓の発育不全と老化によるもの

腰痛体質＋蓄積疲労（生命力低下）によるもの

急性腰痛

夜、急に腰が痛くなり、翌朝は動けなくなった

Kさん（45歳・女性・主婦）は、膝に手をつきながら歩く状態で来院されました。特に何もしていないのに、昨晩から急に腰が痛くなったのだそうです。

朝食をつくるため台所に立ちましたが、前屈みになると激しい痛みが出て何もできません。時間の経過とともに、じっとしていても痛みが続くようになり、それがどんどん強くなってきたので、息子さんに送ってもらってなんとか当院までやって来たのです。

仰向けに寝てもらい、両脚を持って天井に向けて上げようとすると、脚はほとんど持ち上がらず、腰に強い痛みを訴えます（当院には立ったまま寄りかかれる特殊なベッドがあります。徐々に水平になり無理なく横たわれるベッドです）。

頭が大きくなっていることを自覚してもらい、それが施術によって小さく変化することをわかってもらうために、施術の前に頭の大きさを測っておきます。これは、当院では必ず行います。

施術ではまず、CSFプラクティス（脳脊髄液調整法）のホームケアの一つである

手上げ法を行いました。ただ仰向けに寝て、腕を上げるだけです。ただし、正しい方法で行わないと効果はありません（144ページ参照）。

これを一度やったあとで、再び脚を上げると60度くらいの角度まで、楽に上がるようになりました。痛みはほとんどありません。

わずか15秒、腕を上げただけなのですが、いったい何が起こったのでしょうか。

まず、腕を挙上し身体の外側を包む風船（深筋膜）の前方を上方に牽引することで、全身の深筋膜を変形させました。そのことによって頭蓋骨に牽引力を加え、形状と柔軟性を回復させ、CSF（脳脊髄液）を末端に排出させたのです。

Kさんの頭蓋骨の内部ではCSFがうまく循環せず貯留していたため、脳自体に圧迫ストレスが加わっていました。脳は慢性的に機能低下が起こっていて、生命力も低下していました。その状態が、たった15秒間で改善されたのです。

溜まっていたCSFが排出されると脳圧が下がり、脳への圧迫ストレスが減少します。同時に、脳の血流が改善し、十分な酸素と栄養が供給されました。これによって脳の細胞が活性化し、生命力（自然治癒力）がアップしたのです。腰部の筋肉の緊張は、すぐにほぐれました。

その後、再び頭の大きさを計測すると、はっきり小さくなっていることがわかりました。立って歩いてもらうと、多少は腰が引けているものの、ほぼ真っ直ぐに立って歩くことができています（施術の前にホームケアのデモンストレーションを行うのは、その効果を実感してもらうため）。

次に施術台に戻ってもらい、ソフトブロックテクニック（102ページ参照）と、脊柱起立筋と腸腰筋の硬化を改善させる施術（筋膜ポンプ）を行いました。

脊柱起立筋は直接脊椎を支える三つの筋肉群（腸肋筋・最長筋・棘筋）で、ここが疲労して緊張・硬化していると、CSFの排出を悪くして頭の拡大の原因となります。また腸腰筋の硬化は腰椎の生理的前弯を減少させ、それによって広背筋を持続的に伸張させ、ここに神経への持続的な圧迫ストレスを生じさせます。これが直接的な腰痛の原因となっているわけです。

脊柱起立筋や腸腰筋の硬化は、マッサージや指圧などの一般的な手技では簡単にはほぐすことができない筋肉なのですが、CSFプラクティスでは独自の技法によって改善させることができます。

さらに、腸腰筋の持続的な緊張・硬化の原因となっている腎臓に対して、機能と柔軟性を改善させるための施術（ナチュラル再生法）を行いました。

腎臓の機能が十分でないと、背骨の12番目が曲がってしまいます。一般的には「背骨が曲がっていると内臓のはたらきが悪くなる」と考えられていますが、実は、内臓の機能不全が内臓体壁反射を引き起こし、背骨を曲げてしまうのです。私は、背骨が曲がる原因を研究し、その成果を国際学会で報告して研究者大賞を受賞しています。

Kさんに対してはさらに、頭蓋骨の柔軟性を回復して脳に十分な血液が供給されるように、そして自律神経の老化や硬化を改善して生命力そのものがアップし、効果が持続するように施術を行いました。

すべての施術が終わると、真っ直ぐに立つことができました。前屈後屈の運動も容易に行えるようになり、歩行もほぼ完璧で、痛みはありません。当院では当たり前のことですが、その日の朝に動けなくなり、安静にしていても痛くて耐えられない状態だったKさんには、大きな驚きだったようで、とても喜んでおられました。

急性腰痛

遅くまでの深酒がたたって早朝から腰痛が……

Hさん（32歳・男性・会社員）は、早朝に目が覚めて起き上がろうとした時に急に腰痛を自覚しました。その前夜は遅くまで飲み会があり、かなり酩酊して帰り、深夜

2時過ぎに就寝したそうです。数時間後にトイレに行こうとして起き上がったとたんに、腰に強い違和感が生じ、それ以上動くとギックリ腰になりそうな感じがしたので、そのまま横になっていました。

しばらくしてから寝たまま身体を動かしてみましたが、腰から背中の違和感は取れません。なんとか起き上がって動くと、はっきりと腰の痛みになってきたのです。

このままでは悪化すると考え、その日の午前中に来院されました。

Hさんの腰痛は、睡眠不足で疲労回復が十分でなかったことと、お酒の飲み過ぎにより膵臓に負担がかかったことの二つをきっかけに起きたようです。

寝不足は脳（自律神経）の疲労回復を著しく妨げます。そうすると、血管をはじめとするすべての筋肉が全身的に緊張・硬化します。また、過度の飲酒によって肝臓機能と膵臓機能に大きな負担をかけています。

お酒は強いほうだそうで、来院した時も二日酔いの症状はありませんでしたが、本人にはわからないうちに、肝臓と膵臓だけでなく自律神経に大きな負担がかかっていたのです。しかも、睡眠不足で疲労回復が遅れて生命力が衰えたことで、膵臓への負担はより大きくなりました。そして、膵臓からの内臓体壁反射によって広背筋の緊張が強くなっていました。

さらに、睡眠不足と飲酒からくる腎臓の疲労により、内臓体壁反射が起こって腸腰筋の緊張が重なったことも、腰痛発症の原因となりました。

このような状態で、起き抜けに少し前屈みになったり、逆に少し上体を反らせようとすると広背筋（腰痛の筋肉）に過剰な緊張が走り、ギックリ腰になります。Hさんは、ギックリ腰になりかけた状態で、このままでは少なくとも1週間は痛みが残り、さらに悪化する危険な状態が続いてしまうところでした。

まず、ソフトブロックテクニックと背部から腰部にかけての筋膜ポンプとマニピュレーション（硬化した組織の柔軟性を回復させる手技）をして全身へのCSF（脳脊髄液）の吸収を促しました。頭蓋骨内のCSFの排出が十分に行われると、脳への持続的圧迫ストレスが減少して血液供給量が増加すると生命力がアップし、自然治癒力が向上します。痛んでいる筋肉（広背筋）の緊張がやわらぎ、症状が改善するのです。

一般的な腰痛の場合、脊柱起立筋や腸腰筋への施術が重要になりますが、それだけでは広背筋の緊張・硬化は取れません。体質的に膵臓が弱い人は広背筋の緊張・硬化が進んでいるので、広背筋の緊張・硬化を回復させ、機能を再生させる施術が必要です。頭蓋骨の柔軟性を回復し、自律神経の中枢を再生させることでCSFの生産量を十分に上げるとともに、全身に代謝していく吸収量のバランスをとる施術も重要です。

十分な施術を受けたHさんの症状は劇的に改善し、自由に身体が動かせるようになりました。その回復の早さにびっくりし、そして喜んでお帰りになりました。

急性腰痛（ギックリ腰）

ギックリ腰は、とにかく安静にすること

Yさん（35歳・男性・自営業）は、酒屋の若主人です。ケース入りのビールなど、日常的に重いものを運ぶ仕事で、どうしても腰に負担をかける職業です。最近は血糖値が高く、医師から食生活を改善するように注意を受けていました。

Yさんが来院されたのは、年の押し詰まった12月26日でした。忙しい時期が続いていたうえ忘年会などでお酒を飲む機会が多かったのも良くなかったのでしょう。身体には知らず知らずのうちに疲労が溜まっていたのだと思います。

その日の朝いちばんの仕事で、いつもと同じようにケース入りのビールを運ぼうとして持ち上げた瞬間、腰がギクッとなり、激痛とともに動けなくなりました。一歩も動けないので奥様が軽トラックまで運び、なんとか乗せて当院まで連れてこられたのです。

これは、いわゆる「ギックリ腰」です。ギックリ腰は一般的な腰痛とは異なり、腰の筋肉の筋膜の損傷、つまり怪我です。したがって損傷した筋膜の組織が再生し、回復するまで、安静にして待たなければなりません。

しかし、その回復のスピードは、その人の自然治癒力（生命力）によって大きく異なります。いつまでも痛みが残り慢性腰痛に移行する場合もありますし、数日で解消する人もいます。筋膜が損傷を受けると炎症が起きますが、身体が疲労して生命力が落ちていると、炎症と痛みはより強くなります。

CSF（脳脊髄液）の流れを良くし、脳を活性化して生命力をアップさせ、炎症を回復の方向に向かわせることが必要ですから、まずソフトブロックを使います。

そして頭蓋骨の柔軟性を回復させ、腸腰筋・脊柱起立筋・腎臓に対する筋膜ポンプ、さらに自律神経の再生テクニックも行います。こうして、低下していたYさんの生命力を一気に回復させていきます。

また、血糖値が高いということは膵臓の老化・硬化が起きていることを示しています。それは広背筋の硬化を促すので、ギックリ腰を起こしやすい状態になっていたのです。ギックリ腰では、膵臓の硬化や老化を改善する施術が必須となります。

あとは、損傷部分の回復のために、できるだけ安静にしておくことです。回復を早めるために、脳（自律神経）に負担をかけないこと、広背筋に負担をかけないことも大切です。Yさんは仕事をしなければと考えていましたが、これで動いたらあとあと後悔することになります。帰ったらすぐにベッドに横になり、体力の回復を助けるようにアドバイスしました。

ギックリ腰の施術後の安静期間は、広背筋の損傷の度合いによって1～3日の場合もありますし、1～2週間、場合によってはそれ以上必要な場合もあります。Yさんの場合には損傷が軽かったため、2日ほどの安静で回復しました。

ギックリ腰は、一般的な腰痛症とは根本的に違うものです。怪我なのですから、とにかく安静を保ち、損傷部位を動かさないようにして身体を休めること。十分な睡眠を心がけることが大切です。

急性腰痛（ギックリ腰）

椅子から立とうとしただけで「ギックリ！」

Mさん（48歳・男性・会社員）は、それまで腰痛は経験したことがありませんでしたが、ある時、椅子から立ち上がろうとした瞬間、腰が「ギクッ」となり動けなくなりました。重いものを持ち上げたわけではなく、ただ椅子から立とうとしただけなのです。

その日は動けないまま寝ていましたが、2日ほどじっとしているといくらか楽になったので、奥様の肩を借りながらやっとの思いで来院しました。

しかし、「自分でベッドに寝ることはできない」といいます。そういう時のために、「ハイローテーブル」という装置があります。立っている状態になっているベッドに寄りかかるようにしていると、電動でゆっくりと水平に移動するので腰に負担をかけず、ベッドに横になることができます。

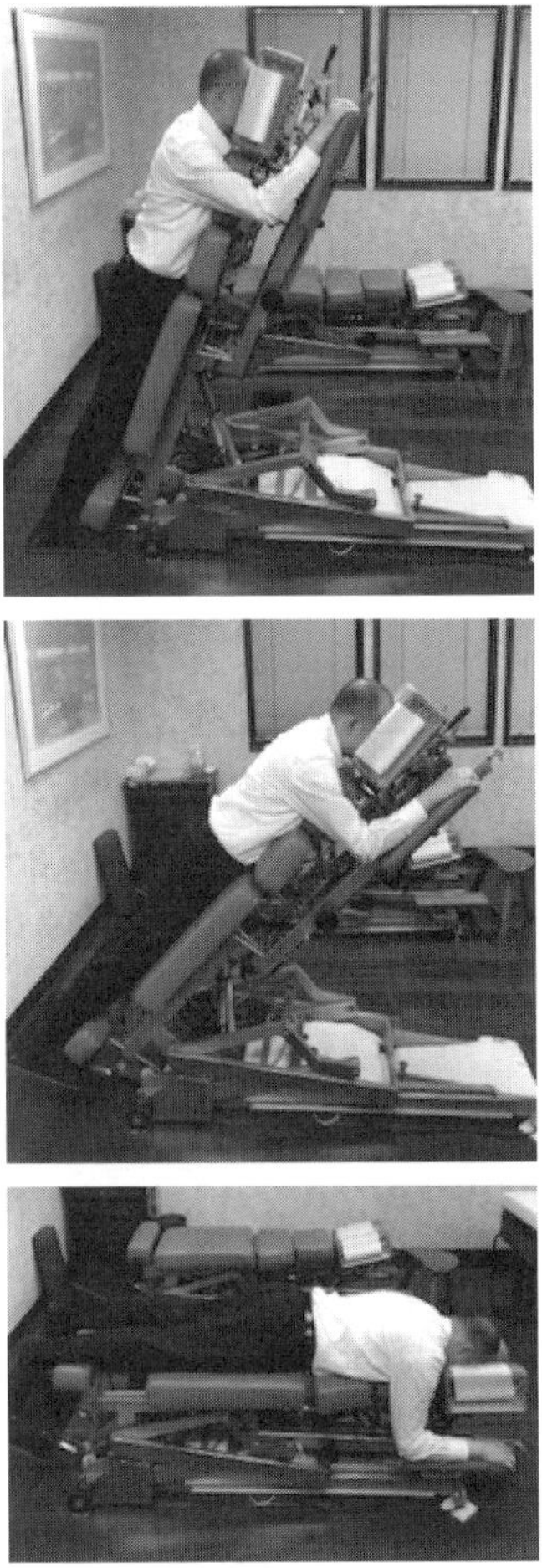

立った状態から寄りかかると電動で横になれるので、腰に負担がかからない「ハイローテーブル」

Mさんは、このハイローテーブルを使ってベッドに仰向けになりました。しかし、両方の膝を曲げて立てています。痛くて真っ直ぐに伸ばせないのです。脚を伸ばして持ち上げる検査を行いたいのですが、それもできない状態でした。

そこで、仰向けのままソフトブロックテクニックを行いました。そしていったんベッドを立たせ、身体の向きを変えてうつ伏せの状態で、ふたたびベッドを倒して横になってもらいます。この時すでに、Mさんは「少し楽になった」といっていました。

うつ伏せで腸腰筋、脊柱起立筋への筋膜ポンプを行い、頭をさらに小さくし、生命力を上げます。そして意図的にCSF（脳脊髄液）を増産させ、内臓体壁反射で最も悪く反応する部分を調べます。

Mさんは、膵臓に反応が現れました。根本的に膵臓の発育不全と老化の問題があることがわかります。このような根本原因にプラスして、強い疲労、風邪気味といったその時のコンディションが要因として重なって「ギクッ」とやってしまったのです。ギックリ腰では、このように重いものを持たなくても、体調によって日常動作で発生することはよくあります。

ナチュラル再生法で老化・硬化した膵臓を再生します。施術後、仰向けで伸ばした脚を上げるテストを行うと、膵臓と内臓体壁反射の関係による広背筋の緊張がなくなって痛むことなく90度くらいまで上がるようになりました。

Mさんは「もうほとんど痛みはありません。大丈夫です」といいますが、2日間も動けないようなギックリ腰ですから、腰の筋肉の筋膜が損傷を伴っている可能性があります。動けるようになっても、無理な動きは禁物です。

家に帰っても安静にして、お風呂には入らず、ホームケア（手上げ法とかかと上げ法）を行うようにアドバイスしました。こうして施術によってアップした生命力を維持することができれば、まもなく完全に回復します。筋膜の損傷がなければその日の内に劇的に回復します。

ギックリ腰を起こす予兆としては、喉が渇く、身体がかゆいなどの症状が出る場合もあります。また、糖尿病の人はギックリ腰を起こしやすいので注意が必要です。

腰痛は主に広背筋の問題であることは何度も述べていますが、広背筋に押圧刺激を加えたり、運動刺激を加えてみても、広背筋の細胞は一時的に活性化するかもしれませんが生命力は上がりません。

「ギックリ腰は動かして治す」と唱える人がいますが、ギックリ腰の状態も理解せずに動かせというのはあまりにも無謀です。

まず十分に休息して、自然治癒力を上げることが常識です。動かざるをえない時にはコルセットで保護するのもやむをえません（但し簡易的コルセットは無効）が、長期間コルセットで固定することは厳禁です。「腰痛は動かして治す」は決して間違っていない言葉ですが、動かすのは骨や筋肉ではなく脳細胞を動かして（活性化させて）生命力を上げるのです。そうすると、緊張して動きの悪くなっている筋肉の細胞は活性化して緊張がやわらぎ、柔軟性を取り戻せるのです。これが、腰痛に限らずすべての症状を緩和させる基本です。まずは、手上げやかかと上げなどの脳呼吸法で脳を活性化させましょう。その後で局所的に抑圧刺激や運動刺激を加えることは良いことと思います。施術の順番を間違ってはいけません。

慢性腰痛

真の原因を取り除いて20年来の慢性腰痛を解消

Iさん（50歳・男性・セールスマン）は、約20年前から腰痛に悩んでいました。痛みがひどい時は歩くのも辛い状態になりますが、楽な時にはほとんど症状は出ません。痛む時は、整体やマッサージなどの施術を受けると多少は楽になるといいます。治療院では「腰の骨が曲がって神経を圧迫しているのが原因だ」といわれたそうです。

しかし、決して治る（再発がなくなる）ことはなく、本人も半ば諦めていたようです。そんなある時、知人から当院を紹介されて来院されました。

Iさんの背骨や骨盤の状態を詳しくみていくと、腰椎の生理的な歪曲がなくなって真っ直ぐになっています。

さて、ここで慢性腰痛の原因についてもう一度、おさらいしておきましょう。本来、五つある腰椎の真ん中の3番目の腰椎は、他の腰椎よりも前方に位置しているのが正常です。大げさにいえば腹部が前方に出るようなかたちになっています。これが本来の腰椎ですが、慢性腰痛の方の多くは腰椎が真っ直ぐになっているか、逆に後方に歪曲している（腰が丸く曲がっている）場合がほとんどです。

このような脊柱の歪曲は、骨が勝手に動いてそうなったわけではありません。筋肉の収縮を持続的に受けたことによって、腰椎の弯曲が少しずつ変わってきたのです。

その原因は、腰椎の前方から骨盤を通過して股関節（大腿骨）に付着する腸腰筋が、持続的に緊張していたことにあります。この緊張は、腎臓の疲労と老化が内臓体壁反射として現れたものです。

腎臓の老化は自覚できないため、日々の生活の中で進んでいきます。すると腸腰筋も気づかないうちに緊張が重なり、萎縮（筋肉が短縮すること）して骨盤の下のほうを前方に引き上げる力を強めます。これが、前に歪曲しているべき腰椎を真っ直ぐにし、さらに後方に曲げてしまうのです。

腰椎が真っ直ぐになり、さらに後方に歪曲すると、腰の筋肉（広背筋）はいつも伸ばされていることになります。同時に神経も持続的に圧迫され、やがて慢性腰痛が始まるわけです。腰痛は神経が持続的に圧迫されることによって起こる症状ですが、その圧迫は骨や軟骨ではなく、筋肉の持続的な緊張によるものなのです。

最近は、体内ウイルス（ＨＨＶ―６）が急激に増殖していますが、これが先天的に弱い内臓に対して慢性的な疲労と衰弱を引き起こしています。弱い炎症が起こって硬化するので、先天的に弱かった内臓はさらに弱くなり、さらにヘルペスウイルスの増殖を起こし炎症・硬化するという悪循環を生みます。

先天的に腎臓が弱い人、慢性的な疲労によって腎臓が弱っている人は、体内ウイルスによってそれがエスカレートし、慢性腰痛症を発生させたり悪化させたりして重症化する場合もあります。

そこでナチュラル再生法を行い、老化を起こしている器官組織の再生を促します。腰痛の場合であれば腎臓が対象になりますが、さらに自律神経中枢（脳）の活性化、頭蓋骨の柔軟性の回復、さらに脊柱起立筋、腸腰筋、広背筋の再生も必要になってきます。

その人の生命力が原動力となっていますから個人差はありますが、老化・硬化した器官組織はこれらの施術で再生させることができます。

Iさんは20年にもわたって慢性腰痛で苦しんできましたが、1回の施術で腰痛は大きく軽減しました。身体全体が楽になり、目の前が明るくなりハッキリ見えるようになったと喜んでおられました。

ただし、20年間の腰痛が1回で解消するわけではありません。Iさんは後述するホームケアを自宅で実践し、そのうえで週に1回来院されました。全身的な生命力はどんどん回復し、スタミナもついてきました。こうして1カ月ほど経過すると、いままでの20年間がうそのように思えるほど、症状が楽になったのです。

ところが、楽になるとホームケアをさぼるようになるものです。これはほとんどの人が同じです。それによって多少の腰痛は戻ってきますが、痛みはさほど強くありません。やがてまた楽になるので、ホームケアも定期的な通院もやめてしまうのです。

腰痛をしっかり根本的に解消し、さらに生命力あふれる充実した生活を送るようになるためには、どうしても「教育」や「啓蒙」が欠かせません。モチベーションを持ってもらわないと、CSF（脳脊髄液）を鬱滞させる、生命力の低下した生活に戻ってしまうからです。

そこで当院では毎週土曜日、12時から1時半まで、健康、不健康、またその原因などの話をして、ホームケアのやり方、成人病とは何か、老人病（生活習慣病）に対処するにはどうすべきなのかなどを、わかりやすく説明しています。身体が弱く若い頃から慢性腰痛に苦しんだという人も、ホームケアを実践することで、とても元気な生活を送られています。腎臓の老化は腰痛の根本的な原因ですが、腰痛発症の原因は生命力の低下であるため、生命力の弱い人ほどホームケアが大切になります。

慢性腰痛
お尻の左が痛くて階段を登れない！

Mさん（64歳・女性・主婦）は、若い頃から腰痛に悩まされていました。どこへ行っても治らないので諦めていましたが、当院に通って長年の腰痛を解消できた友人から紹介されて来院しました。

Mさんの腰痛は、腰というよりもお尻の左の外側の上方が痛く、左脚だけで体重を支えると痛みは強くなります。特に階段を昇る時に痛く、誰かに支えてもらわないと辛いということでした。以前はふつうの腰痛だったといいますが、その始まりは記憶にないくらい昔だそうです。

整形外科のレントゲン検査では特に異常はなかったようです。

腰痛で整形外科を受診すると、腰から股関節のあたりをレントゲンで撮る場合が多いのですが、レントゲン検査は骨の状態をみるもので、そもそも腰痛の原因を探すために使うのはナンセンスだと思います。PART1で述べたとおり、骨の変形や損傷で神経が圧迫されて腰痛を起こすことはないからです。

もちろん、レントゲン検査で思わぬ病気が発見される場合もありますから、すべてが無駄で必要ない検査であるわけではありません。

Mさんのケースは、いまや腰痛よりも臀部痛というべきです。これは、胃の障害から起こっています。

そこで、基本的なソフトブロックテクニックと筋膜ポンプによって生命力を上げる施術を行ったうえで、CSF（脳脊髄液）の増産を強くする施術も行い検査（ボディランゲージという方法）をすると、すぐに胃の反応が出ます。

施術前は、お尻の筋肉（中臀筋）に刺激を加えると強い痛みがありましたが、胃の部分にナチュラル再生法を行うと、一瞬にして臀部痛はなくなりました。本当の施術とは時間をかけて行うことではなく、必要な技術を持った人が必要な施術を行うことなのです。

慢性腰痛

腎臓機能が改善、腰が伸びて腰痛解消

調理師の仕事に40年以上たずさわっているTさん（66歳・男性・調理師）。年齢の割に老けて見えるのは、上体が前に屈み、腰が後ろに出ている姿勢からでしょう。

「腰痛はもう30年以上も出たり引っ込んだり」と、本人はいいます。

整形外科で受けたレントゲン検査の結果は、胸椎にも腰椎にも圧迫骨折などの異常はなかったそうです。痛みは激痛ではありませんが、調子が悪い時は立ち仕事が辛いそうです。腰が伸びないから年寄りっぽく見えて気になる、ともいっていました。

腎臓の老化が進み、腸腰筋が萎縮して（短くなって）骨盤が引っ張られ、腰が丸く曲がっている状態です。その結果、腰の筋肉（広背筋）が強く伸ばされていて、それが痛みにつながっています。

ただし、Tさんの腰痛は若い頃からのもので、広背筋は長い年月のあいだに少しず

つ硬化が進んでいますが、支配している神経も老化しているために、痛みの症状はさほど強くならないのです。

まず、ソフトブロックテクニックや筋膜ポンプなどの生命力を上げる施術を行いました。そして、ナチュラル再生法などを駆使して腎臓を再生し、腸腰筋と広背筋の硬化を改善することを目指しました。通院は週に1回、ホームケアも頑張ってもらいました。こうして10回ぐらいの施術によって腰痛は軽減し、痛くない日のほうが多くなってきました。

痛みが改善してくると、丸まっていた腰が少しずつ伸びてきて、施術20回を超えた頃には脊椎の生理的な歪曲（S字カーブ）ができてきました。立っている姿、歩いている姿勢は見違えるようになり、10歳は若返った感じがします。

Tさんのように、腰が丸くなるほど腰椎の歪曲がなくなってしまっていると、知らないうちに腰椎の前方が圧迫骨折を起こしたり、変形症が進んでいることもあります。そうなると腰椎の前側が後側と比べて短くなっているため、生理的な彎曲に戻りません。幸い、圧迫骨折もなく腰椎はしっかりしていたので改善することができました。

このような典型的な慢性腰痛は、もともとは頭蓋骨が先天的に歪曲していることが原因で、脳機能が不活性な状態が続き、腎臓の発育不全と老化現象に結びついています。

したがって、慢性腰痛の完全な解消と全身の根本的な健康のためには、頭蓋骨をきちんと施術する必要性があります。

慢性の腎臓障害は放置すれば腎不全による人工透析の可能性も出てくるので、元気なうちにきちんと原因の根っこを解消しておくことが重要です。

慢性腰痛（先天的に内臓が弱い人のケース）

体調不良とともに腰痛、ふくらはぎと首まで痛くなった

Sさん（21歳・女性・学生）は、子どもの頃から身体が弱く、特にここ半年ほどは風邪っぽい感じで、だるい、背骨のすぐ脇が痛むといった症状が続いていました。また腰痛がひどくなり、ふくらはぎに痛みがあり、さらに首まで痛くなってきました。

整形外科でのレントゲン検査の結果、「ストレートネック」といわれたそうです。腰椎と同じように頸椎（首の骨）にも、重い頭を支えるために生理的な弯曲があるのですが、これが真っ直ぐになっているのがストレートネックと呼ばれる状態です。

もともと生命力が弱いためにすべての内臓で内臓体壁反射が起き、すべての脊柱起立筋が緊張していました。その結果、背骨のいちばん上にある第1頸椎といちばん下

にある第5腰椎の脊柱起立筋の緊張・硬化が強くなります。背骨のすぐ脇の痛みは、特に頭と第1頸椎の間と、第5腰椎のあたりが詰まるように痛むようです。このような状態では、身体の構造上、右脚のほうに痛みが出ることが多く、ふくらはぎの痛みがそれです。

Sさんのように、体質的に弱いことがさまざまな症状につながっている場合には、ソフトブロックテクニックやホームケアで生命力を上げてもなかなか改善しません。それほど脊柱起立筋の硬化が強いのです。ただ時間をかけて回数を多く施術しても、効果がどんどん上がっていくということはなく、状態に合った高度な技術が必要になります。脊柱起立筋の柔軟性を回復すると痛みは劇的に楽になりますが、もともと身体が弱いために、体内ウイルスによる炎症と硬化が起こりやすく、生命力がある程度安定するまでは施術を集中的に行う必要があります。

Sさんにも、毎日施術を受けることを勧めましたが、まったく動けないわけではないし学校もあるので、毎日来院することは難しいとのことでした。このような場合は、簡単にできるホームケアを毎日実践して脳の血行を常に良くしておくことで、施術によって上がった生命力を維持していくことが大切です。施術を受けることも重要ですが、さらに重要なのはご自身が自分の生活の中で生命力をなるべく落とさないように努力することです。症状をくり返さなくなる方法は、身体を強くしていき、体内ウイルスを減少させることです。そこにしかありません。

私の施術は週に1回が原則ですが、症状が強い場合には2日続けて、あるいは週に2回行います。症状が落ち着いたら、週に1回にして様子をみていきます。しかし、個人の都合であまり来院できないような時はホームケアを十分に行って生命力を落とさないようにして、できる範囲で施術を受けてもらいます。

慢性腰痛の急性症状

典型的な慢性腰痛から、突然激痛が……

Eさん（26歳・女性・会社員）は、ここ数年、慢性的な腰痛に悩んでいました。調子の良い時はほとんど症状が出ませんが、痛い時は腰全体が重く、事務の仕事にも支障があるほどでした。

そんなEさんが、お風呂に入っている時に激痛におそわれました。湯船につかって脚を前に伸ばした時、仙骨（脊椎の骨盤内に入っている部分）から尾てい骨（脊椎の終わりの部分）にかけて、まるで骨折したのかと思うくらい痛くなったのです。

その後、痛みは少し軽くなりましたが、同様の姿勢をするとやはり痛むので、初めて当院を訪れました。

Eさんの腰痛の原因は、腎臓にあります。腎臓が弱い炎症を起こしていて、その内臓体壁反射によって腸腰筋が強く緊張しています。このため骨盤の下が前方に引っ張られて腰椎の前方への歪曲が減少し、腰の筋肉（広背筋）が強く伸張していたのです。

尾てい骨あたりが突然痛みはじめたのは、広背筋の付着部である仙骨のところで強い緊張が起きていること、また腰椎の前方への歪曲が減少して真っ直ぐになっていることによって、尾骨に付着している脊髄膜も伸ばされ、尾骨を強く引っ張った結果として起こった症状なのです。

ソフトブロックテクニックなどで生命力を上げると、頭蓋骨に滞留していたCSF（脳脊髄液）が循環しはじめ、拡大していた頭蓋骨は小さくなり、腰椎の生理的な前方への歪曲が戻ってきました。そのうえで腎臓に対するナチュラル再生法を施術すると、仙骨、尾骨の痛みは劇的に減少しました。

Eさんはこの時、数週間前に風邪を引き、少しこじらせていました。このような場合には、施術後もホームケアをしっかり実行することによって経過は良くなります。

腰痛、臀部痛、仙骨尾骨痛にかかわらず、身体のどこかが痛い時は、お風呂は禁物です。お風呂で温まると新陳代謝は高まり、老廃物が増加します。血液中の老廃物を処理する腎臓に負担がかかるので、決して良い結果は望めません。

急性腰痛の場合、お風呂に入っている時は気持ちが良いと感じることがありますが、外に出て身体を拭いているうちに激痛となって動けなくなり、ストレッチャーで運ばれた方もいますので注意が必要です。

PART 5

腰痛を解消し、真の健康を取り戻すためのホームケア

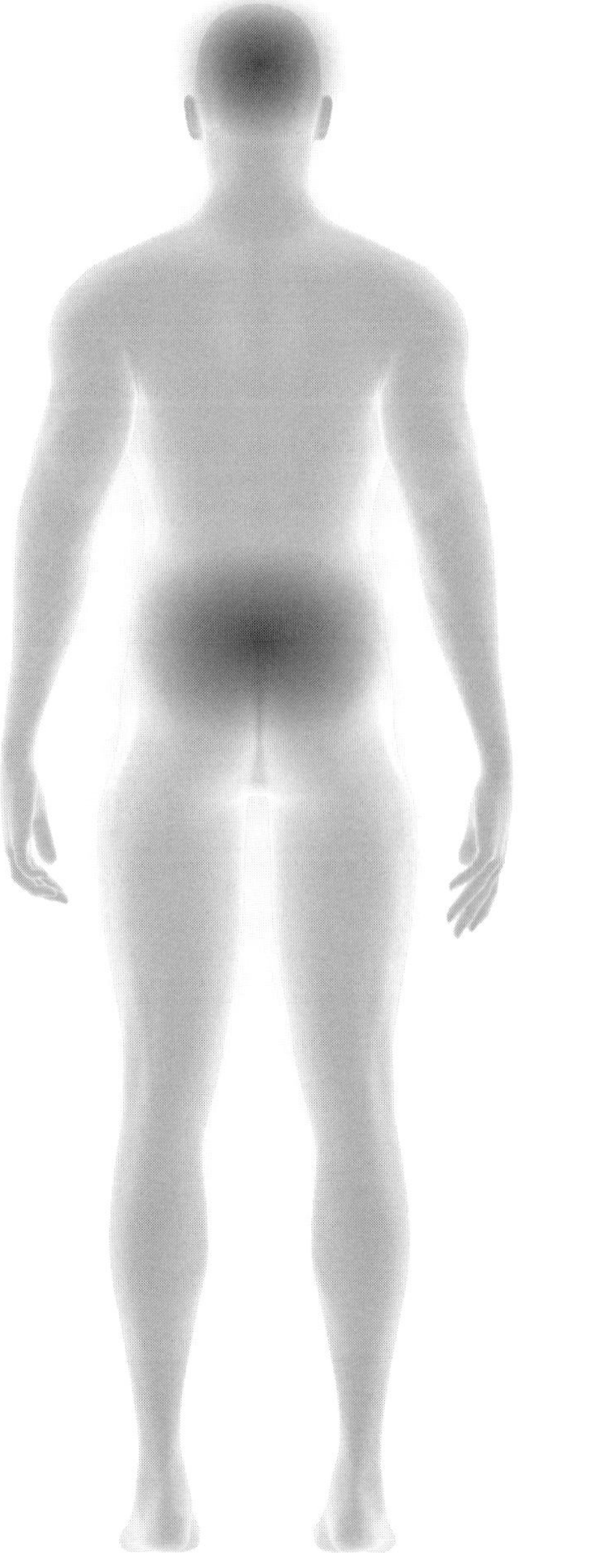

まずはホームケアの目的を理解しておこう

●脳の偉大な力とは

私たちは必ず先天的な身体の歪み（生まれつきの体質）をもって生まれてきます。身体が悪くなるということは、その身体が歪曲し、体液の流れが悪くなり、そのために器官組織の柔軟性が減少して硬化してくることです。そしてその器官組織の老化が原因で体液の流れが悪くなるといった悪循環です。

ですから、「全体の体液の流れを良くして脳の機能を改善すること」と、「硬化している器官組織の柔軟性を回復させて体液の循環を良くし、さらに機能を改善していくようにすること」が必要なのです。

私たちが実践しているCSFプラクティス（脳脊髄液調整法）は、頭蓋骨内に滞留しているCSF（脳脊髄液）を全身に循環させることによって、脳だけではなく内臓を含めた全身の器官が受けていた圧迫ストレスを解放します。老化・硬化した臓器や組織も、特殊な施術（ナチュラル再生法など）によって再生します。

施術後は、大きくなっていた頭が小さくなり、頭蓋骨内の血流は改善して脳細胞には新鮮な血液がふんだんに供給されて脳は本来の機能を取り戻しはじめます。

一般の治療を1時間受けたとしても頭が小さくなり、脳の血流が改善することはありません。

生活習慣病と呼ばれるさまざまな慢性病も、腰痛をはじめとする整形外科的な身体の慢性痛も、すべておおもとの原因は脳のはたらきにあります。脳の機能が本来のものではないためにさまざまな内臓機能が低下し、弱って炎症を起こし、それが骨格の形をつくっている筋肉の緊張・硬化を生み、さまざまな慢性疾患や身体の痛みとなって現れているのです。骨格の歪みはその結果に過ぎないので、背骨や骨盤をいくら力で矯正しても、脳がきちんとはたらかないかぎり本当の解決はありません。

脳機能が十分でないのは、頭蓋骨内のCSF滞留によって脳が持続的に受けている圧迫ストレスのせいです。それはまた、内臓をも弱くしています。CSFプラクティスは脳機能を良くするだけでなく、個々の内臓の老化した組織を若返らせるナチュラル再生法や内臓などの局所的な弱さや体質の原因となる先天的な頭蓋骨の歪曲と硬化を改善する頭蓋骨特効法というテクニックによって、さまざまな疾患や痛みの真の原因を解消するだけでなく本来持っているはずの能力を引き出すことができます。

では、なぜ脳がさまざまな慢性的な疾患や痛みの原因になるのでしょうか。

それは、人間の身体には、いつも真に健康な状態に戻ろうとする力「自然治癒力」があるからです。生理学では「ホメオスタシス（恒常性の生理）」などと呼ばれる力です。

生き物は、もともと自然に治るものなのです。それは「生命力」です。論理でも理屈でもなく、長い生命の歴史の中で獲得してきた「生きる力」そのものです。

そしてそれは、脳の力です。脳（自律神経の中枢）が、すべての生命力をコントロールしているのです。

ところが頭蓋骨内のCSFの滞留が脳に持続的な圧迫ストレスを与え、その脳の偉大な力を妨げてしまっているのです。ですから、脳の圧迫ストレスを取り除き、生命力を回復させない限りは、どのような治療も対症療法になってしまいます。

腰痛の真の治療とは、実は脳の力を十分に発揮させて生命力を上げることに他ならないのです。これは非常に重要なことです。

目的は「生命力を上げる」こと

くり返し述べたように、CSFプラクティス（脳脊髄液調整法）には自分で行えるホームケアがあります。このPART5では、腰痛に悩んでいるみなさんが自分の家で行えるホームケアをいくつか紹介していきます。

いずれも誰もができるシンプルな動きです。しかし、動きは簡単ですが、効果を上げるためにはちょっとしたコツが必要です。そこはしっかりとアドバイスをしますが、最終的には実践です。自分でやってみて体得していただくしかありません。

これから紹介するホームケアの目的とは、CSFプラクティスの目的とまったく同じ、頭蓋内の体液の循環を改善して脳への持続的な圧迫ストレスを取り除き、脳の機能を回復して「生命力を上げる」ことです。脳の環境を良くすることによって、誰でもが本来なら持っている「治る力」を取り戻すことです。

ここで紹介するやり方は、二つのステップを踏みます。ステップ1は生命力を上げるための、①手上げ法、②かかと上げ法、③極性タッチ、④波動法、⑤脳呼吸枕（自分でホームケアをするのが億劫な場合）で、これがベースとなります。

このテクニックによって生命力を上げておいてから第2ステップ、腰痛のより直接的な原因となっている腸腰筋（インナーマッスル）と広背筋の緊張・硬化を改善していくテクニックを行っていきます。

忘れてはいけないのは、ホームケアの真の目的は「生命力を上げる」ことです。それによってステップ2もスムーズにいきます。このことをしっかりと意識することで、効果も上がっていくでしょう。

●ホームケアを行う前に

脳呼吸法（①手上げ法と②かかと上げ法）は、いずれもPART2で述べた脳呼吸を活性化させるために行います。この二つの方法によって頭蓋骨に柔らかい力を加えてCSF（脳脊髄液）の流れをスムーズにします。結果として、頭は柔軟性を増して小さくなり、脳をはじめとする全身の臓器・器官のはたらきが良くなります。

また、脳呼吸が改善すると脳（自律神経中枢）の機能が活性化します。脳圧の上昇によって覚醒中枢が刺激されてよく眠れなかった状態が改善され、睡眠がしっかりとれるようになり、毎日の疲労を解消することができます。結果として、生命力をアップしてくれます。

ホームケアによって生命力が向上したかどうかは、第一に頭が小さくなったかどうかでわかります。

ホームケアを行う前に耳のつけ根（上端部）から頭頂の長さを測定しておきましょう（反対側も同じように）。両手根を側頭部耳のつけ根上端につけ、指尖を頭頂に向けて親指のつけ根で頭の大きさを測ります。1日に何回か測定していると、大きさの変化がわかるようになります。頭が大きいほど脳呼吸がうまく行われていないということで、脳呼吸法の前後に行うと頭が小さくなるのがわかります。

また、CSFが滞留して脳のはたらきが低下していると、胸の脇やお腹などの皮膚がたるんで、つまみやすくなります。それだけ水分が滞っているのです。ホームケアの前に自分の皮膚をつまんでみて、何センチくらいつまめるか、たるみの状態を確認しておきます。これも継続しながら時々測定して意識に残すようにすると生命力の変化がわかります。

自分自身の生命力のレベルは自分の意識ではなかなかわかりません。このような基準で検査して、自身のその時のコンディションを確認し、疲れていると思ったら思い切って休

親指のつけ根で頭の大きさを測る

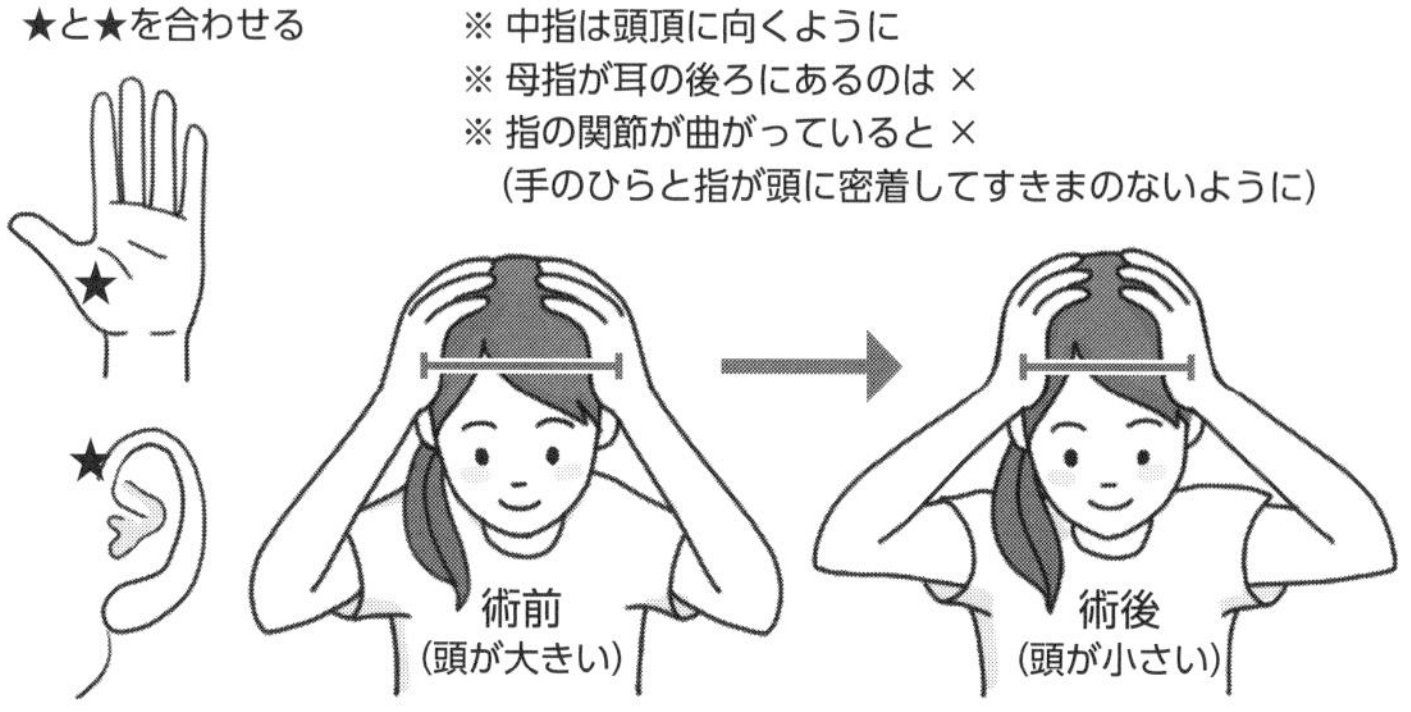
★と★を合わせる
※ 中指は頭頂に向くように
※ 母指が耳の後ろにあるのは ×
※ 指の関節が曲がっていると ×
(手のひらと指が頭に密着してすきまのないように)
術前
(頭が大きい)
術後
(頭が小さい)

養するだけでなく、ホームケアの回数を増やすというようなことも重要です。

STEP 1 脳呼吸法① 手上げ法と、その意味

仰向けになって左腕を上げるだけ

仰向けに寝て、両手を伸ばしたまま体側につけます。次に左腕を真っ直ぐに前から上方に上げていき左耳につけるようにします。その姿勢で15秒間保持します。15秒数えたら上げていた左腕を戻します。これを5〜10回程度、15秒間隔（上げて15秒、戻した状態で15秒）でくり返します。

注意しなければいけないのは、左腕を上げていく時に脇が空いてしまうことなく肘が体側の線よりも内側にあることです。肘は曲がっていてもかまいません。

また、力みながら行ってはいけません。よけいな力が入ると、身体の防御反応がはたらいて効果が得られないからです。

前著『「脳の呼吸」を整えればあなたの全身はよみがえる！』では、左右交互にと書きましたが、**ほとんどの人は左腕だけ**でかまいません。**交互に行うよりも、その人**

に合った片側だけで行うほうが効果は高いです。それは、以下に述べる手上げ法がなぜ生命力アップに効果があるのかという理由を理解していただければわかります。**99%以上の人が左腕で効果が出ますが、左腕で行っても効果がない場合には、先天的な理由があるケースです。そのような方は右腕でも行ってみてください。**

手上げ法

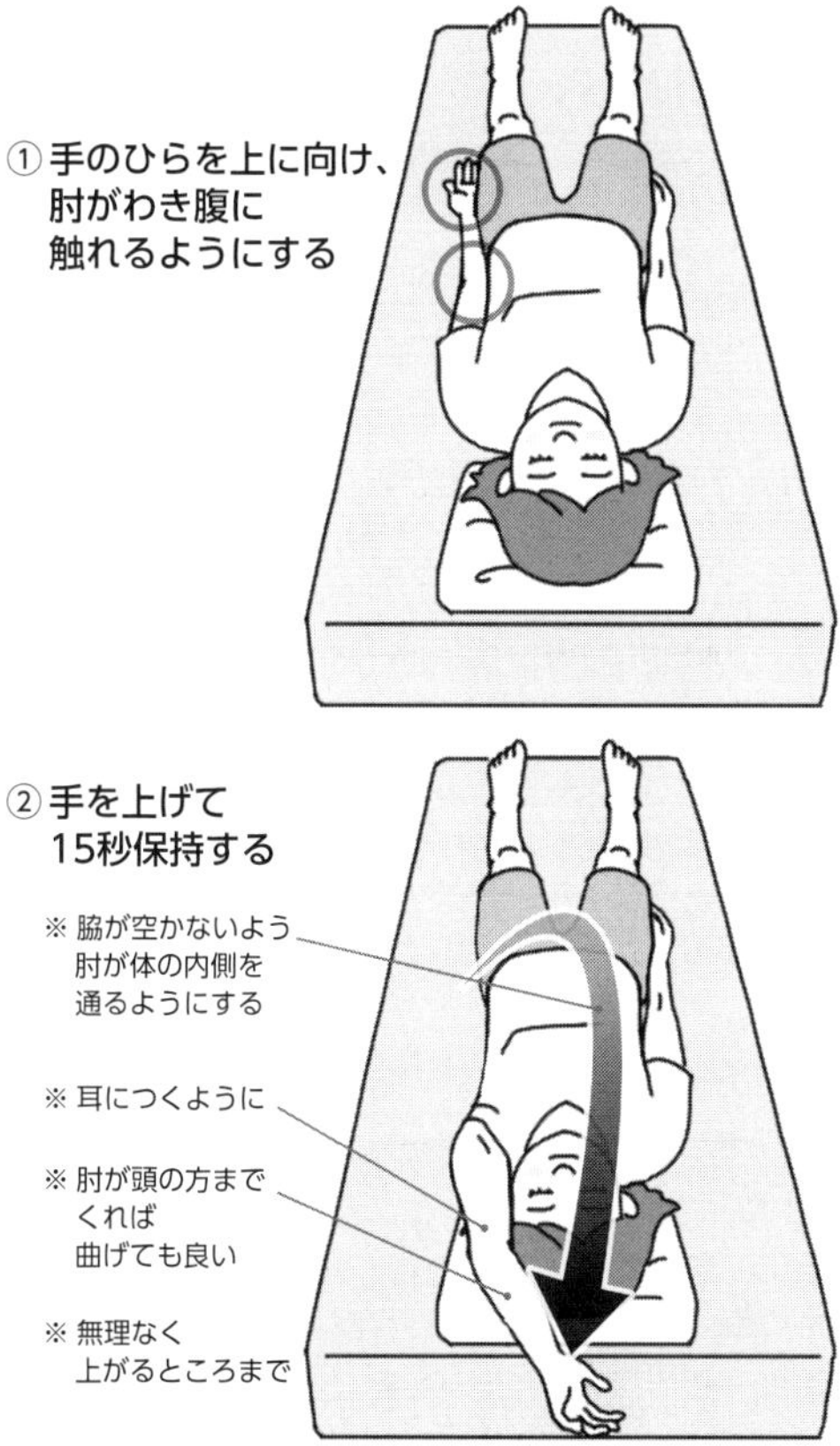

① 手のひらを上に向け、
肘がわき腹に
触れるようにする
② 手を上げて
15秒保持する
※ 脇が空かないよう
肘が体の内側を
※ 耳につくように
※ 肘が頭の方まで

曲げても良い

上がるところまで

③ 手を下げて①に戻り、15 秒保持する

④ ①〜③（上げて15秒、戻して15秒）を
5〜10回くり返す

●手上げ法はなぜCSFの循環改善を起こせるのか

PART2で、人の身体は水の入った風船のかたまりであると述べました。私たちの皮膚の下には、筋膜（伸張しないコラーゲン線維の膜）という骨格から筋肉から、すべてを包んでいる「袋」があり、身体を動かすたびにこの大きな筋膜の袋が歪んだり突っ張ったりしています。

手上げ法の目的は、この皮膚の下の筋膜の袋を引っ張ることによって、頭蓋骨の柔軟性を回復させることにあります。左腕を上げると、なぜ頭蓋骨の柔軟性が回復できるのでしょうか。

左腕を上げると、まず左の肩の前から胸の皮膚下にある筋膜が上に引っ張られます。筋膜はつながっているので、引っ張られた力はお腹、太ももの前、脛、足（などの筋膜）へと順に伝わっていき、さらに足底でUターンして、ふくらはぎ、太ももの裏、お尻、腰、背中、首（などの筋膜）を下へ引っ張ります。そして最終的には、頭蓋骨の後頭骨の左側を引っ張るのです。

実は99％以上の人には、生まれつき左側の後頭骨が胎内での圧迫ストレスで発育不全を起こし、変形と硬化があります。頭全体としても左側が内外とも小さくなっています。そして、右側の頭は相反作用によって大きくなっているのです。

筋膜の牽引で左側の後頭骨が大きくなるような力が加わると、相反的に右側の頭が小さくなってCSF（脳脊髄液）を排出します。これをくり返すことで頭全体がより小さくなり、柔軟性も回復するのです。

この作用は、その人の生命力を瞬時にアップさせます。正しいやり方で行えば、その効果はすぐに現れます。

●誰もが先天的に持っている頭蓋骨の歪み

では、なぜ99％の人が後頭骨の左側が少しへこんでいるのでしょうか。

母親の胎内にいる時、胎児は下向きで、頭蓋骨の左が骨盤側、右が腹側になっています。そのために、頭蓋骨に歪曲と硬化が起こるのです。その時、頭蓋骨は中が狭くなります。頭蓋骨全体としても左側の容積が小さく、右側が大きくなって生まれてくるのです。頭蓋骨の歪曲と硬化の問題は、非常に複雑で難しい構造になっていますので、ここではあえて詳しくは述べません。

しかし、自然界には必ず例外があります。生まれつきふつうの人とは逆向きで成長するケースもあるので、まれに右側の頭蓋骨が小さい人もいます。そういう人は、右腕で行えば効果が出ます。両側で行うと効果は減少します。

●筋膜の防御反応を起こさせない協調的刺激を会得する

ＣＳＦプラクティス（脳脊髄液調整法）のホームケアは、いずれもとてもシンプルな方法です。一見、できない人はいないように思えます。しかし、確実に効果を上げるように行うのは、決して簡単ではありません。

それは、これらのホームケアが筋膜全体の大きな袋を自然にコントロールしなければならないからです。手上げ法でいえば、引っ張った力が正しく筋膜全体に伝わっていくことが必要です。そのためには、筋膜自体がリラックスしていて、引っ張られるままに引っ張られる、その力が他に伝わる、という状況が不可欠なのです。

ところが人間の身体は、意識すると「防御反応」がはたらいて筋肉が緊張します。当然筋膜も緊張し、引っ張られまいと反発します。そうなると、引っ張られた力に対して身を任せて、その力を伝達していくことができなくなってしまうのです。

防御反応は無意識にはたらきますから、手を上げた力を後頭骨まで伝えることができないのです。

防御反応を起こさせないように行うことは、他のホームケアでも同様です。ＣＳＦプラクティスのホームケアで効果を得るにはコツがあるという意味はここにあります。リラックスして、落ち着いて、必要のない筋肉をはたらかせないことです。

そのコツを私たちCSFプラクティスの専門施術家は「協調的刺激」と呼んでいます。施術を受ける人の脳の意識に逆らわず、身体（筋肉や内臓）に防御反応を起こさせないように刺激を与えるテクニックが必要なのです。

少ない動きと力で効果を出せる秘密が、そこにあります。ホームケアでは、この協調的刺激のコツをつかむことを意識しながら行ってください。

STEP 1 脳呼吸法② かかと上げ法と、その意味

●右足のかかとを、わずかに上げるだけ

椅子に座って（ソファなど背もたれに寄りかかってもOKですが、前屈みにならないこと）正面を向き、右のかかとを少しだけ上げます。それだけです。

右のかかとを上げると、わずかに左に体重が移ります。しかし体重が余分に反対側に移ってしまうと、もう防御反応が現れてしまいます。体重移動を感じると、それを元に戻そうとする力がはたらいてしまうのです。そうなると効果がありません。

したがって右のかかとを上げるのは、1ミリからせいぜい1センチです。

ここが非常に重要で、わずかに上げることによって以下に述べるような効果が出るのです。もしも5センチも上げてしまったら、身体が体重移動を実感して防御反応が起こるので効果は得られません。かかとを上げる幅が小さいほど効果は大きいのです。

前著『「脳の呼吸」を整えればあなたの全身はよみがえる！』では、左右交互にと書きましたが、**ほとんどの人は右足**だけでかまいません。

かかと上げ法

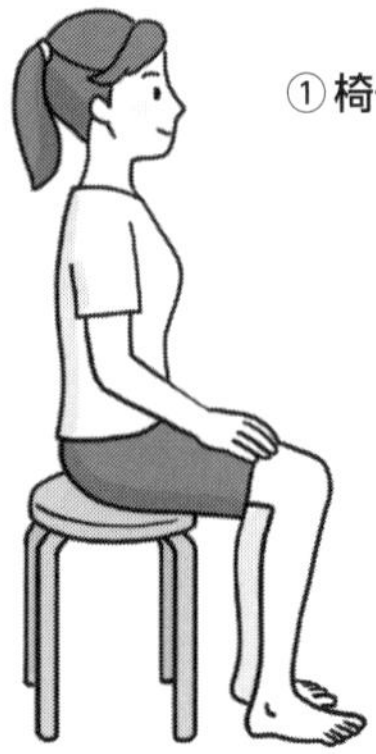

① 椅子に座って正面を向く

※ ソファなど背もたれに寄りかかってもOK

※ 前屈みにならないこと

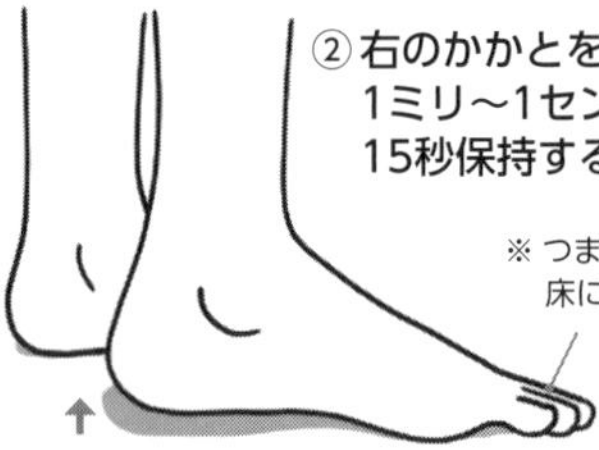

② 右のかかとを
1ミリ〜1センチ上げて
15秒保持する

※ つま先は床につけたまま

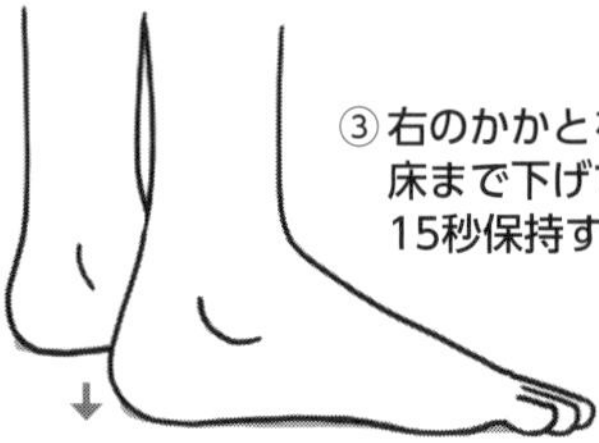

③ 右のかかとを
床まで下げて
15秒保持する

④ ①〜③(上げて 15 秒、戻して 15 秒)を
5〜10 回くり返す

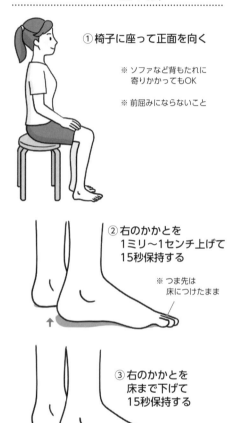

●重力が座骨を突き上げ、頭蓋骨に作用する

座った状態で右のかかとをわずかに上げるだけで、重心は左の座骨に移ります。重力は上からかかっているものですが、それを支えてバランスを保っている体幹（背骨と骨盤）の立場から考えると、下から突き上げられるかっこうになります。

すると背骨の頸椎1番の左側から、頭蓋骨の左（後頭骨の下端にある「後頭顆」という部分）に、右に比べてわずかですがよけいに力がかかります。右のかかとを少し上げたことによって、左の後頭顆が下から突き上げられ、そこに圧がかかるわけです。

先ほどの手上げ法で「左手だけ上げる」動作を行った時と同じ現象が起こります。後頭部の左側を膨らませると同時に後頭部の右側を小さくすることができるわけです。これをくり返すことで頭全体がより小さくなり、柔軟性も回復するのです。つまり、先天的な後頭骨の歪みを矯正することによって頭蓋の変形と柔軟性を改善し、頭蓋骨内のCSF循環を促すことで生命力をアップさせる、という効果が得られるのです。

ただし、これも**手上げ法と同じように、先天的に後頭部の右側が狭くなっている人がまれにいますから、右のかかとを上げるホームケアを続けても効果が出ないようであれば、左のかかとを上げるようにします。左右交互に両方行うと、片側だけで行うのに比べて効果は少なくなります。**

STEP 1

極性タッチと、その意味

左右の手の微弱な電位差を利用する

極性タッチは、脳をはじめとするすべての細胞膜を刺激するテクニックです。

人の身体はすべて脳（自律神経）がコントロールしています。その脳が活性化すると活性電位（インパルス）が発生します。極性タッチは、そのインパルスを発生させる方法です。

手を交互に太ももにタッチして、電位（電気エネルギー）の極性（プラスとマイナス）の刺激を加えます。身体は微弱な電位を帯びていて、左右の手が持つ微弱な電位差を利用することによって脳や自律神経が活性化し、すべての細胞膜が活性化されるのです。

それによって、全身の浮腫（むくみ）が改善しCSF（脳脊髄液）の吸収が促進され、膨らんだ頭が小さくなり、脳の圧迫ストレスが減少して生命力がアップします。

まず、足を開いてください。立って行っても、座っても良いですし、仰向けに寝て行ってもかまいません。身体と身体の一部が触れていないことが大切です。

右手の手のひらを一瞬、太ももに接触させ、次に、左の手のひらを一瞬、太ももに接触させます。これを交互に10〜30回くらいくり返します。

極性タッチ

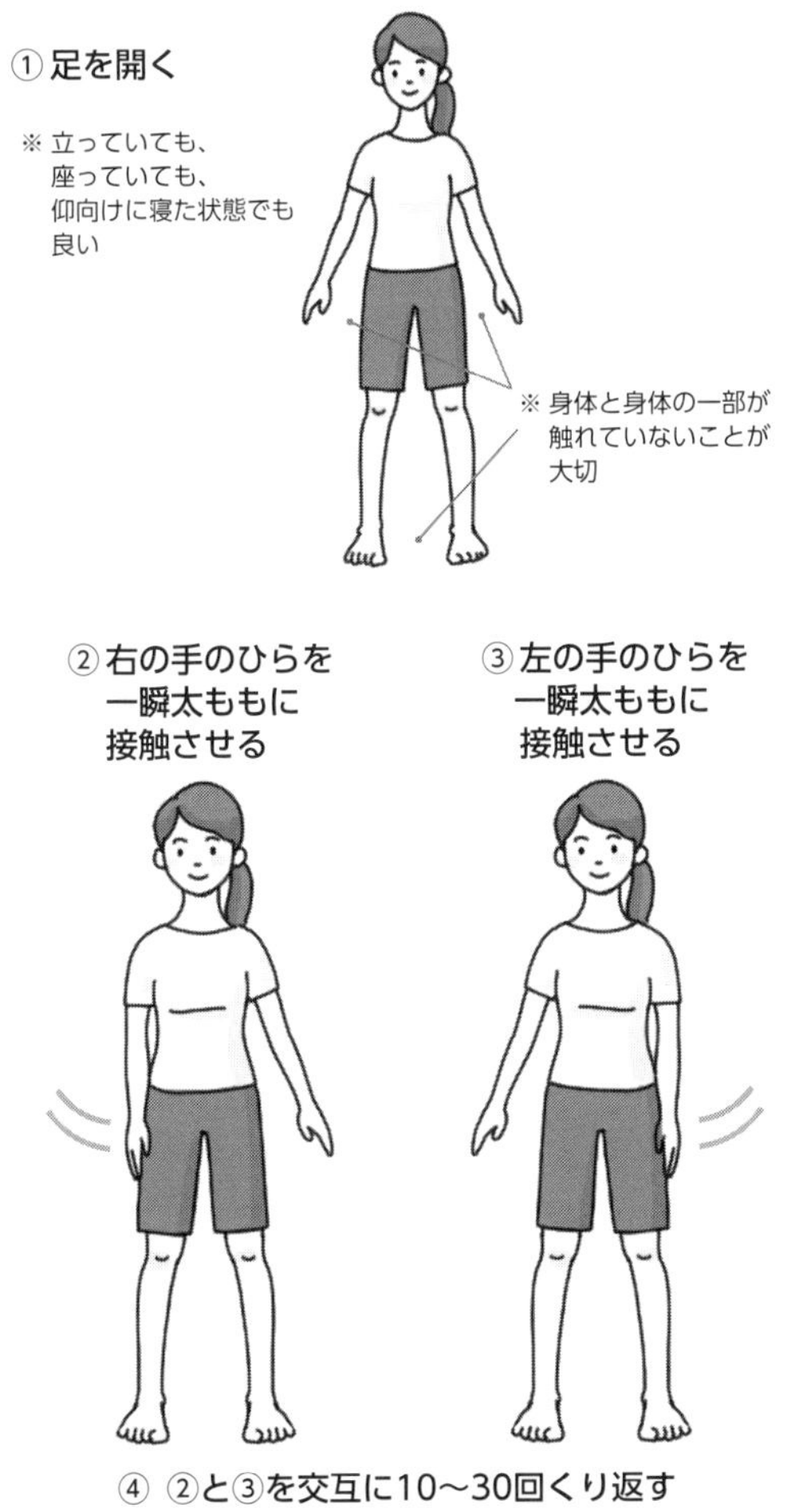
①足を開く
※立っていても、
座っていても、
仰向けに寝た状態でも
良い
※身体と身体の一部が
触れていないことが
大切
②右の手のひらを
一瞬太ももに
接触させる
③左の手のひらを
一瞬太ももに
接触させる
④ ②と③を交互に10〜30回くり返す

▼注意

①どちらがプラスで、どちらがマイナスとかは関係ありません
②ゆっくり行ってもかまいません
③右手と左手で交互に行うこと。片一方だけでは、二つの極性になりません
④同時に触れるとショートしてしまうので、あくまで交互に
⑤作用している手以外は、身体のどこか1カ所でも触れると効果がないので注意しましょう

▼効果

極性タッチの特徴は、細胞膜を活性化して細胞内外の水分の流れを改善することで急性的なHHV―6による炎症の回復効果があることです。同じ症状をくり返さないという効果があります。

左右の手のひらの電位差（プラス・マイナス）が脳をはじめとする、すべての細胞を活性化させます。CSFの流れが改善されて膨らんだ頭は小さくなり、皮膚のたるみはなくなり骨格も真っ直ぐになります。朝目覚めた時、または朝ごはんの前、トイレに入ったら必ず行うなど、タイミングを決めておくと良いでしょう。また、就寝前に行うと頭が小さくなり脳の圧迫ストレスが取れてよく眠れるようになります。

STEP 1

波動法と、その意味

同じ場所を、同じ強さ、同じリズムで

波動法は、症状のあるところを水の入った風船を震わせるようにして叩くホームケアです。手で叩くことで、体液の詰まりを解消します。

水の入った袋を叩くと、ボヨヨ〜ンと水が震えて波打ちます。同じように身体の中を流れる体液に波動を与えると細胞も震え、筋肉や内臓、脳みそや足先にまで波動は伝わります。

叩いた場所でCSFの吸収が多く起きるので、その近辺に最も効果があります。上手に叩くとCSFの流れが良くなって脳が活性化します。どこを叩いたら良いかわからなくても、自分でここだなと思うところを1カ所叩くと良いでしょう。

症状があるところは、CSF（脳脊髄液）が詰まっている場所です。手の力を抜いて叩くようにします。タイミングが合ってくると、ボヨヨ〜ンという感じになってきます。手を乗せて、その上から叩くダブルハンドという方法は、叩く力が軟らかくなって、良い効果が出ます。1カ所につき7〜10回叩きます。

つぎの4カ所は、体液が滞ると頭を大きくさせることに最も影響する場所で、脳への圧迫ストレスの主役となる器官です。最後に叩いて締めくくると効果的です。

①耳

②首のいちばん上（後頭部の髪の生え際部分）

③みぞおち（肋骨の真ん中に位置する剣状突起。食道裂孔）

④額の髪の毛の生え際の真ん中

痛い場所、苦しい場所、治したいところに手のひらを当ててください。反対の手を軽く握り手の甲をリズミカルに軽く叩きます。強く叩くと防御反応が起きて効果はありません。

脳呼吸法の後に行うと、特に大きな効果があります。どんな症状でも、①②③④の4カ所は、必ず行うようにしてください。

その中でも、④の額の髪の毛の生え際の真ん中は自律神経中枢のポイントであり、すべての症状に対しての万能部位です。どこを叩いたら良いのかわからない時や、最後に叩くことによって自律神経の中枢から必要な部位に神経的刺激が発生し、大きな効果をもたらします。脳呼吸法とセットで行うのがいちばん良いのですが、単独でいつ行ってもかまいません。

波動法

① 痛い場所、苦しい場所、治したいところに手のひらを当てる

② もう片方の手を軽く握り、手の甲をリズミカルに軽く叩く

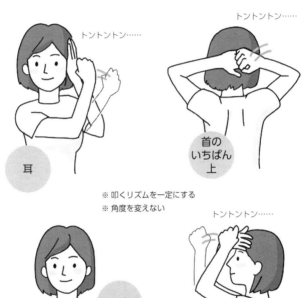

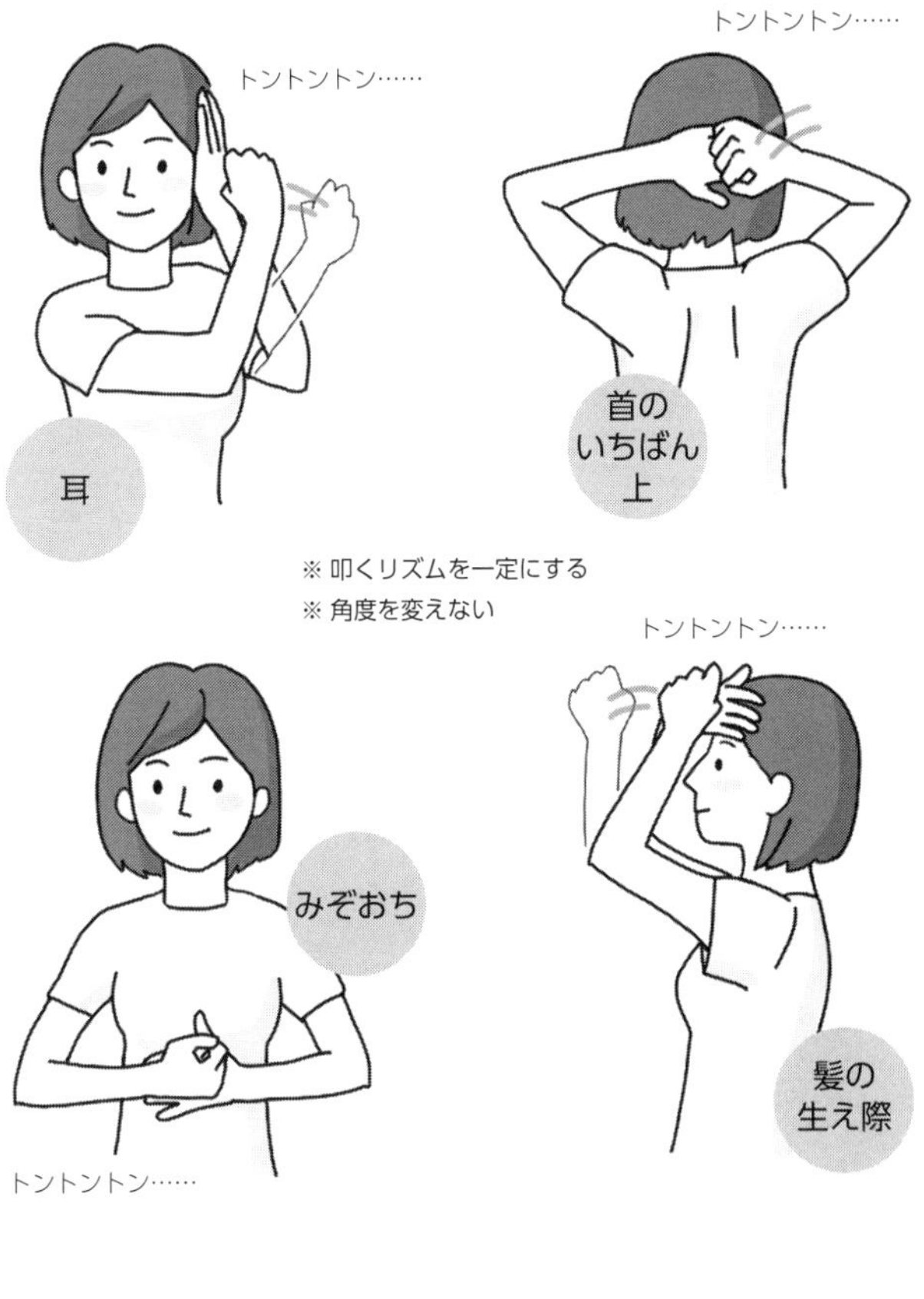

体液が滞ると、耳は頭痛、耳鳴り、ふらつき、首は後頭痛、みぞおち（剣状突起、食道裂孔）は胸苦しさ、などの症状が出る場合があります。

耳、首のいちばん上、みぞおちの他にも、痛みや違和感のあるところを叩くようにしましょう。

二日酔いの時は、肝臓に手を当ててリズミカルに叩くと調子が良くなります。気持ちが悪かったり、目が赤くなったり、鼻づまりがするような時は肝臓の機能が弱くなっていますから、肝臓を叩くと良いでしょう。

また、頭の形で左右差があり、膨らんでいるところを叩くと、関連した内臓のはたらきが良くなります。

額の中央上端、髪の毛の生え際は、自律神経の活性化の部位で万能効果があります。すべてのホームケアを行った後に違和感がある場合は、この部位を30回ほど叩きましょう。

本書で紹介したホームケアは実質的に効果のある方法ですが、過敏な体質の人は違和感が出ることもあります。ミヤノ・ヒーリング・ラボでは詳しい説明会を実施していますので、ぜひご参加ください。

STEP 1 眠るだけで生命力をアップさせる脳呼吸枕

ホームケアをいくつか紹介しましたが、いちばん大切なのは睡眠を十分にとって疲労を回復することです。十分な睡眠というのは長い時間眠るということではなく、熟睡して疲労を回復することですが、現代人の多くは熟睡できていません。

「精神的ストレスが溜まって眠れない」というのはよく聞く話ですが、精神的ストレスなる物質は存在しません。では「精神的ストレスが溜まる」とは何を意味しているのでしょうか？　これは脳圧上昇によって脳の血行障害が起こり、大脳の精神活動を担う部位に老廃物が溜まって機能がうまくはたらかない状態をいっているのです。つまり、熟睡できない原因は脳圧の上昇であり、CSF（脳脊髄液）による脳への圧迫ストレスなのです。

自力でホームケアをコンスタントに行って脳の圧迫ストレスが少ない状態を保てていれば良いのですが、あまりにも簡単な方法なのでインパクト（効いている感じ）が少ないからついついさぼりがちになったり、あるいは忘れてしまって習慣にならない（たまに思い出した時にだけ行う）といった人が多いため、ホームケアと同じ効果がある「脳呼吸枕」（実用新案権取得済）を開発しました。

通常の枕と同じように使用して眠るだけなので、毎日忘れることなく確実に身体全体の体液の循環を良くして生命力を上げる最良の方法といえます。

医療器具ではありませんが、ソフトブロックの原理を応用しており、身体に防御反応を起こさせない刺激を加えることによって脳をはじめとする全身の細胞を活性化させると同時に、生体力学によって考えられた形状と柔らかさで脳呼吸によるＣＳＦ（脳脊髄液）の循環を改善して脳圧を下げます。

脳圧が下がることで脳の血流が改善して脳への十分な栄養と酸素の供給が良くなります。さらには睡眠中枢が刺激されて熟睡できるようになるため疲労が回復し、生命力は上がっていくのです。

また、現在日本人の99％以上の人の頭が拡大してストレートネックの傾向になっています。ストレートネックとは頸椎と腰椎の前弯の減少、腰椎の後弯の減少が起こり、

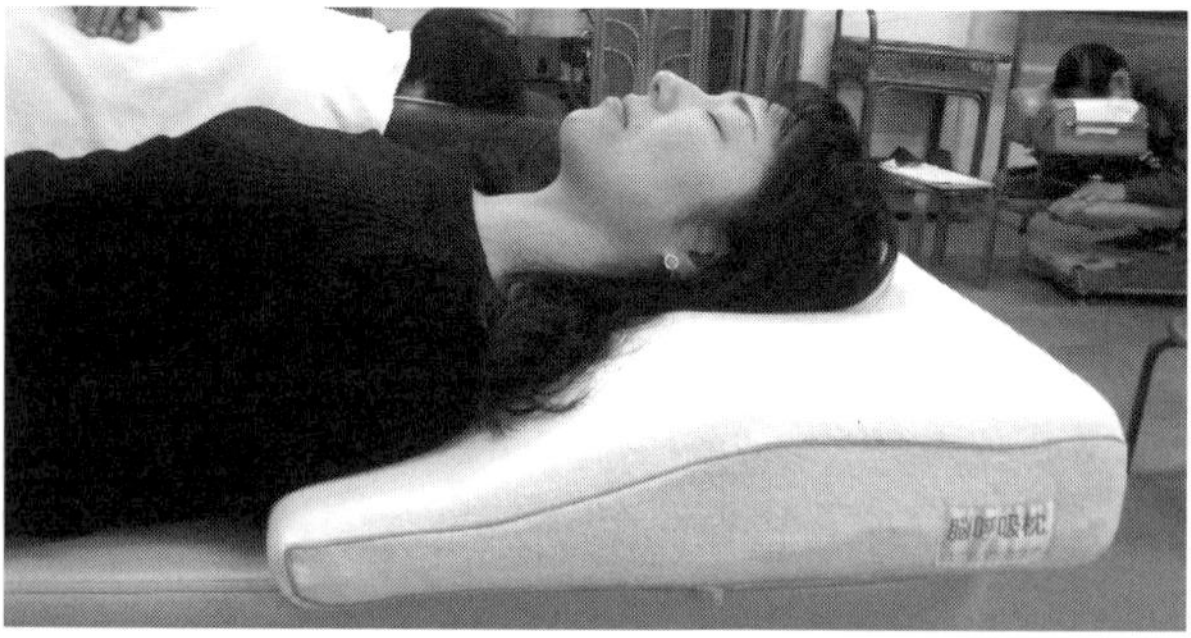

「脳呼吸枕」（登録第6222274号）

脊柱が本来持っているS字状の弯曲がC字状になっている状態です。正確には首だけではなく脊柱全体が真っ直ぐになっているのです。

脳呼吸枕を継続して使用すれば、慢性的に大きく硬くなっていた頭は小さく柔らかくなり、脊柱の生理的弯曲（S字状の弯曲）が回復して結果的にストレートネックも改善してきます。

STEP 2 腸腰筋の緊張・硬化をゆるめるホームケア

腰痛の直接的な原因となる筋肉をゆるめる

ステップ1は、CSF循環を促して脳のはたらきを改善することによって、生命力を上げるという、ホームケアの最も重要な目的のための方法でした。このステップ1をしっかり行って脳を活性化することが、慢性腰痛を解消するためにも根本的な手立てとなります。

こうして身体の司令塔である脳が十分にはたらくようになり、内臓も本来の機能を取り戻す準備が整ったら、腰痛の直接的な原因となっている部分を修正していきます。

これが、ホームケアのステップ2です。①腸腰筋ストレッチ、②腎臓アイシング、③筋膜ツイストの順に紹介していきます。

ステップ2は、腰痛のより直接的な原因となっている腸腰筋（インナーマッスル）へのアプローチとなります。

PART2で述べたように、腰痛の直接的な原因は広背筋の伸長による神経への持続圧迫ですが、その状態を自身で改善しようとする場合、腸腰筋の緊張・硬化をゆめることが必要です。腸腰筋の緊張・短縮が骨盤を変化させ、結果として腰椎の前方凸を減少させて広背筋を伸長させているからです。

ですから、腸腰筋の緊張・短縮を改善すれば、広背筋の伸長が取れて腰痛は軽減します。また、このことによって頭の拡大も正常に向かいます。腸腰筋の緊張・短縮は、脊椎や深筋膜を通じて頭を拡大し、脳に対する持続的な圧迫ストレスの大きな原因の一つですから、これを改善することはとても大きな意義があることなのです。

一般の施術家ができないことを、腰痛に悩まされている方自身でできることはすばらしいことで、そのポイントは、**防御反応を起こさずに大腰筋のストレッチを行う**ことです。

ストレッチは一般にも用いられている言葉ですが、そのほとんどが筋肉に刺激を加えているだけでストレッチされていません。防御反応を起こさずに真のストレッチを行うことは、CSFプラクティス（脳脊髄液調整法）の上級者でなければできないくらい難しいことなのです。それを自分でできるのですから、ぜひ行ってみてください。

●一般の施術で深部にある腸腰筋をゆるめることは難しい

30年以上前は、インナーマッスルはスポーツ選手が鍛えるべき筋肉としてわずかに注目されていましたが、整形外科的な症状（特に腰痛）の原因としては、誰も指摘していませんでした。

私は当時から腸腰筋こそ腰痛の直接的な原因となる重要な筋肉である、ということを突き止めて主張し、実践してきました。そのことは、ここ10年で、少しずつ世の中に浸透しつつあります。

しかし、慢性腰痛の原因が腸腰筋にあることがわかっていても、一般の施術では腸腰筋をゆるめることはできません。温める、揉む、叩く、皮膚に触れる等々、筋肉をゆるめる方法はたくさんありますが、腸腰筋はインナーマッスルと呼ばれるように、身体の深い部分を通っている筋肉なので、一般的な手技や物理療法では、直接効果的な作用を与えることができません。

腸腰筋の緊張・硬化の原因には、くり返し述べてきたように、脳の不活性と腎臓の機能低下の内臓体壁反射があります。さらにそのおおもとには、CSFの頭蓋骨内滞留という大きな問題があります。したがって、これを調整できるCSFプラクティスだけが、腰痛の真の原因をなくすことを可能にしているわけです。

さらにCSFプラクティスには、腸腰筋そのものにアプローチできる方法もあります。ホームケアとして、以下の三つの方法を実践してみてください。

STEP 2 腸腰筋（インナーマッスル）ストレッチ

まず、腸腰筋のストレッチです。私たちがふだん意識していない筋肉で、一般の人にはどのように使われているのかさえもわからないと思います。スポーツ選手のように身体の使い方をいつも意識しているわけではありませんから、身体の動きだけで腸腰筋をうまくストレッチすることは、簡単ではありません。

そこで、ホームケアではベッドを使います。

腸腰筋ストレッチ①

ベッドの左右どちらかの端に仰向けになり、端の側にある脚だけをベッドから下ろします。この時、膝は脱力して伸ばしたまま、足の裏やかかとで床を強く支えないようにして、脚全体の重力を利用して、そちら側の下腹部が伸びる感覚で下ろします。

その状態で息を大きく吸って5秒止め、それから大きく吐いて10～15秒止めます。肺呼吸によって脳呼吸を助けて生命力をアップし、腸腰筋の緊張・硬化の是正をフォローするのです。

反対側の脚も、同じように行います。

ベッドを使用できない、あるいはこのような動きができない場合には、次のような方法（腸腰筋ストレッチ②③）もあります。

ただしこの方法は腰に負担がかかるので、

腸腰筋ストレッチ①

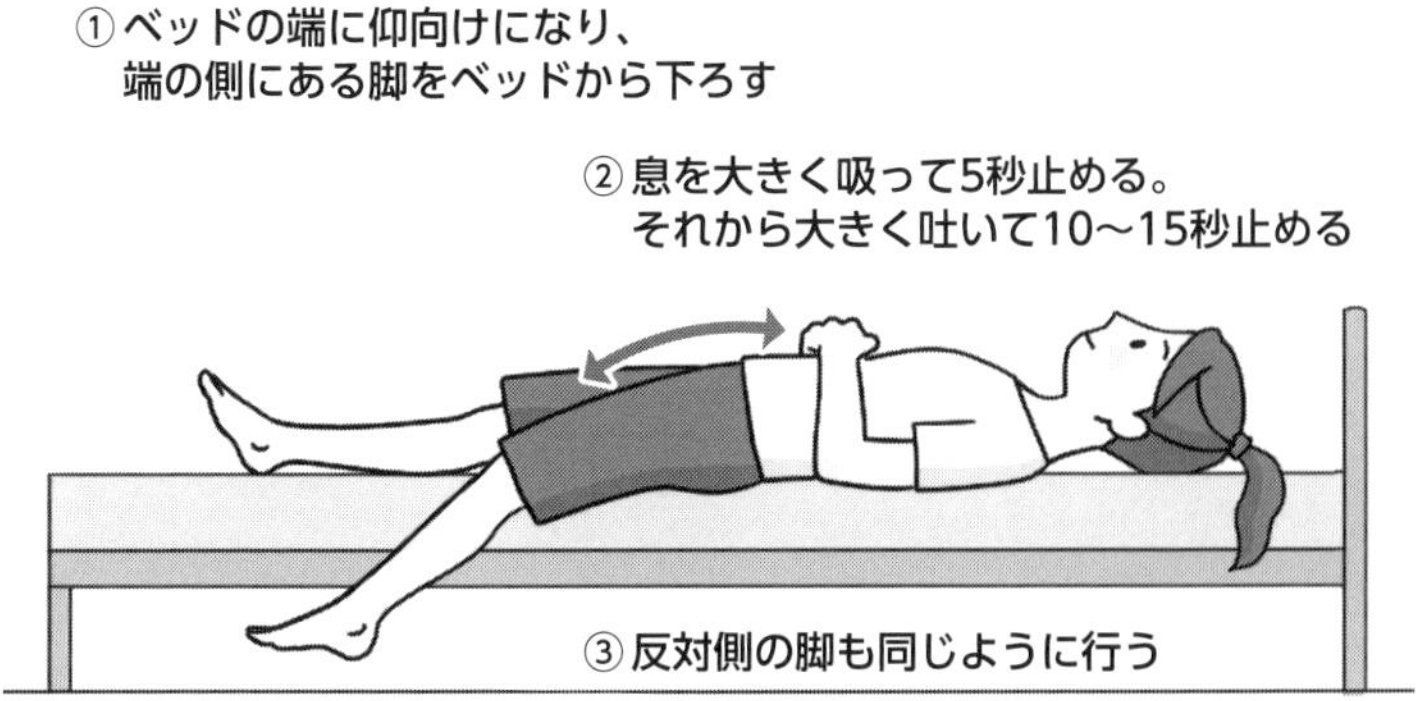
① ベッドの端に仰向けになり、
端の側にある脚をベッドから下ろす
② 息を大きく吸って5秒止める。
それから大きく吐いて10～15秒止める
③ 反対側の脚も同じように行う

できる人だけ、決して無理はしないように注意します。

腸腰筋ストレッチ②

床にうつ伏せになり、肘で支えながら胸と首を反らします。可能なら、さらに肘を伸ばして手で支えてください（腸腰筋の伸展が強くなる）。

下腹部が伸びているのを意識しながら30秒、維持する。

さらに、背筋などが充実している若い人であれば、次のような方法も良いでしょうが、さらにきつい体勢になりますから、できる人だけ、無理はしないでください。

腸腰筋ストレッチ③

正座をして腹部を伸ばす感覚で、少しずつ身体を後ろに倒していきます（両手を後ろについて体重を支える）。できれば背中が床につくまで倒してください。

下腹部が伸びている感覚を意識して、30秒維持します（その際、息を吸って5秒、吐いて10～15秒止める）。

紹介した三つの中では、腸腰筋ストレッチ①のベッドから足を下ろす方法が、いちばん効果があります。

腸腰筋ストレッチ②

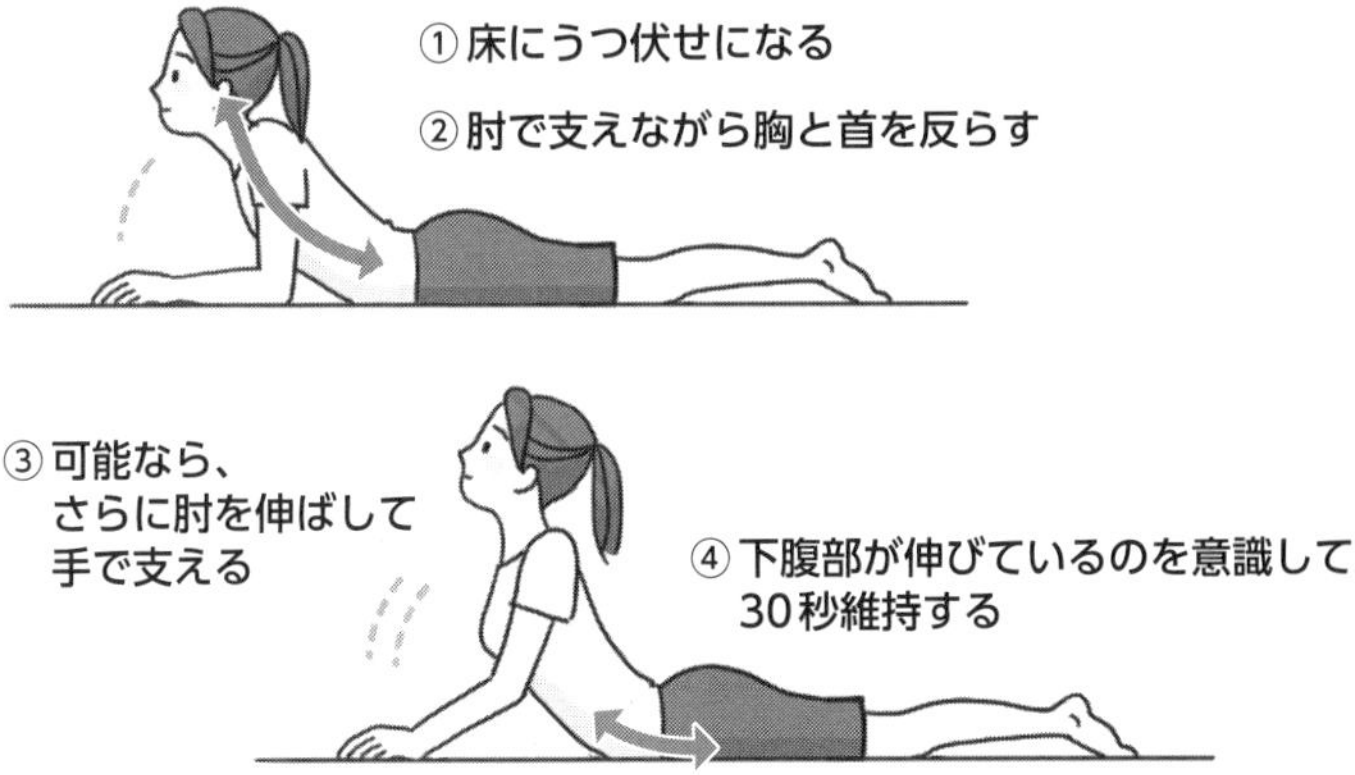

腸腰筋ストレッチ③

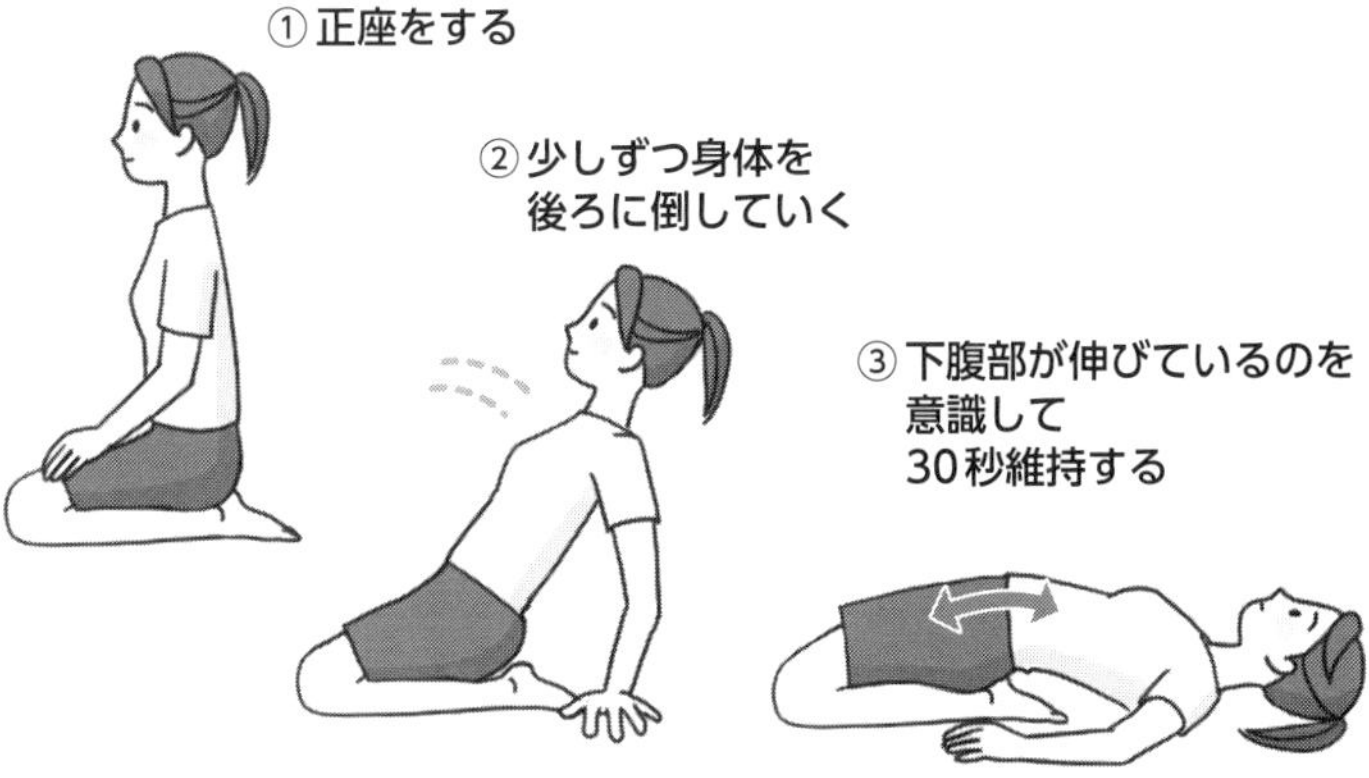
① 正座をする
② 少しずつ身体を
後ろに倒していく
③ 下腹部が伸びているのを
意識して
30秒維持する

STEP 2 腎臓を冷やして、腸腰筋の緊張をやわらげる

背中から腎臓をアイシング

腸腰筋の緊張は、腎臓の内臓体壁反射によって起こっています。CSF（脳脊髄液）の循環が滞っているために腎臓機能が弱っているところに、さらに疲労などの原因から増殖した体内ウイルスによって腎臓に炎症が起き、それが腸腰筋の緊張を強いているわけです。

そこで、保冷剤（人体用の弾力性のあるもの）などを肩甲骨の真下にあてて腎臓のアイシングを行います。また、腎臓の機能が低下している人は特に下半身の冷え性の方が少なくありませんので、この冷え性を改善する効果もあります。

ただ、腎臓の位置については、誤解も多いようです。私が「腎臓を冷やすように」とアドバイスすると、腰をアイシングしてしまう方がいます。腎臓があるのは肩甲骨の下角の下のあたりで、それより下を冷やすと腰痛がよけいに悪化するので注意が必要です。なお、ここで述べた「冷やす」とは、たとえば冷たいお灸をする（刺激を加える）感覚で、冷たくなるまで冷やすことが目的ではないことに注意してください。

一人で行いにくい場合には、背もたれのある椅子を利用して、保冷剤を挟むように座ると良いでしょう。また、肌に直接保冷剤を当てると急激に冷やし過ぎてしまうので、肌着、Tシャツ、タオルなど薄い布越しに当てるようにします。

注意したいのは、冷やし過ぎないこと。腎臓の炎症が強いと3分くらい当てたほうが効果的な場合もありますが、冷やし過ぎないよう1分以内にしておきましょう。夏など暑いからと長い時間冷やすようなことは決して行わないでください。

回数の目安としては、1時間に1回程度。特に入浴後は、この腎臓アイシングが有効です。入浴後は15分おきに3回程度冷やしてください。

腎臓アイシング

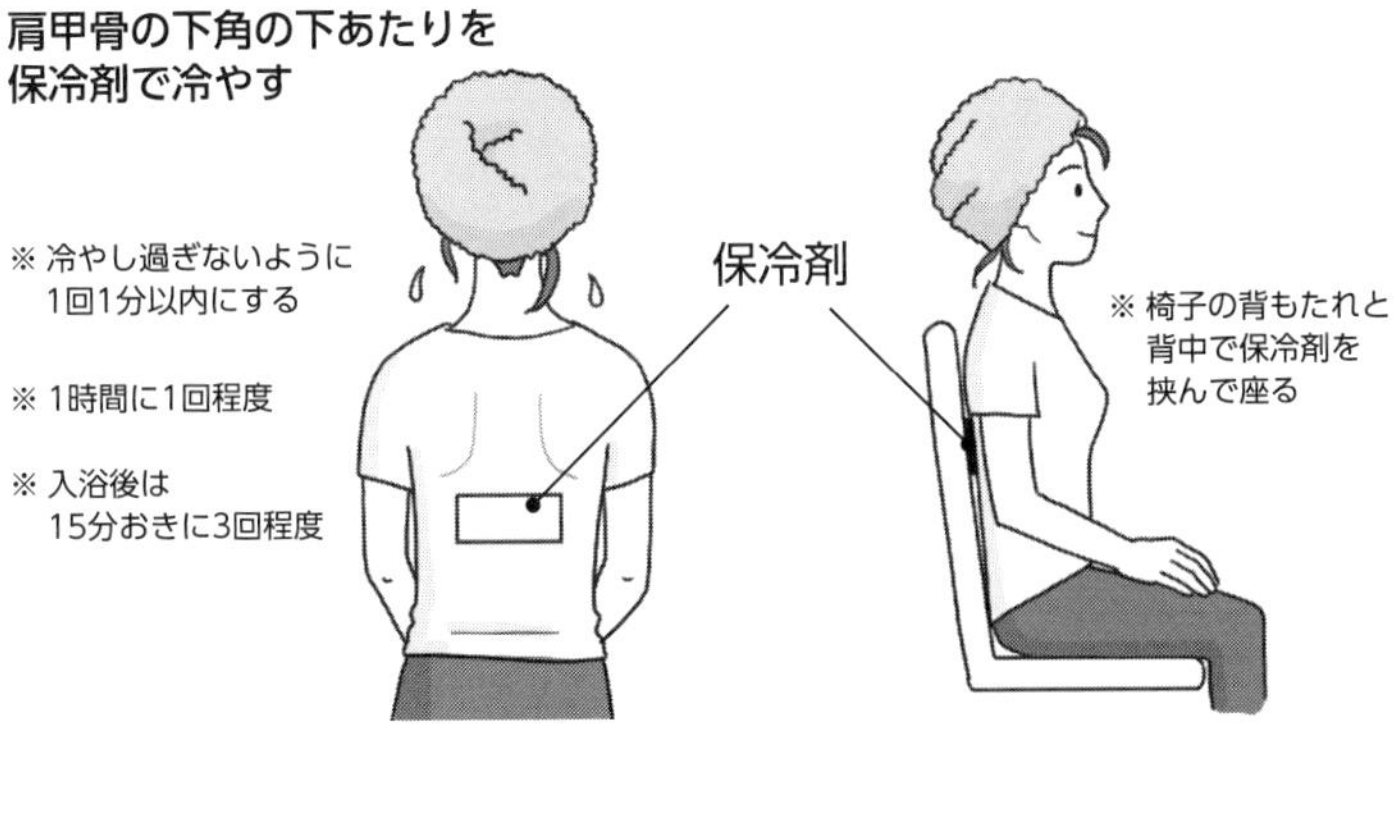
肩甲骨の下角の下あたりを
保冷剤で冷やす
※ 冷やし過ぎないように
1回1分以内にする
※ 1時間に1回程度
※ 入浴後は
15分おきに3回程度
保冷剤
※ 椅子の背もたれと
背中で保冷剤を
挟んで座る

●お風呂で温まり過ぎないこと

「腰痛の人は、お風呂で温めると良い」といわれます。急性の痛みの場合は入浴禁止ですが、慢性化したら血行を良くするために温めるのが良いというのです。

しかし、お風呂で温め過ぎると慢性腰痛が劇症化することがあります。それまでは腰が重い程度だったのに、入念に温めたら急性の痛みに変わった、ということがあるのです。その理由は、腎臓の炎症が悪化したためです。

腰痛で腰に炎症がある場合には入浴はいけないと常識的にいわれていますが、実は慢性腰痛の状態でも炎症はあるのです。腎臓が炎症を起こしているために、腸腰筋の緊張・硬化が起こっていて、それが慢性腰痛の原因になっているからです。

疲労時や風邪気味の時に炎症を起こしている腎臓を温めると、さらに炎症が進み、腸腰筋への内臓体壁反射は強くなります。ですから、慢性腰痛でも長湯は禁物です。

身体は温めると新陳代謝が盛んになって老廃物がつくられます。それを処理するために腎臓への負担がかかり、炎症が強くなります。しかし、お風呂や温泉をうまく利用すると、睡眠がとれやすくなって疲労回復につながります。睡眠導入の意味では有効ですが、原則的にお風呂は腰痛には良くないと思ってください。お風呂に入ったら1時間以内に寝ることをお勧めします。

STEP 2

筋膜ツイスト

体内の大きな袋（筋膜）をゆるやかにストレッチ

一般的な筋膜ストレッチは、筋肉を包む筋膜を利用して筋肉に刺激を与えているだけで、筋膜を伸ばしているわけではありません。本書で紹介している筋膜ツイストは、ストレッチする必要性のある深筋膜やその他多くの中位の筋膜や中で細胞を固定しているコラーゲンの繊維の硬化を協調的刺激によって伸ばすことで、柔軟性を回復するテクニックです。つまり、自分でできるナチュラル再生法です。そのため、ほんの少しやり方を強くしただけで効果はなくなってしまいます（動かすのは5センチ程度、角度は20度、時計の針だと3分くらい）。少し熟練が必要ですが、1回目、2回目、3回目とくり返すたびに動く幅は小さくなり、最終的には回転しなくなります。

手の甲を重ねて肘を伸ばして回転しますが、回転したほうの肘が少しでも曲がる感じがしたら回し過ぎです。ゆっくりとした動作で行ってください。

▼筋膜ツイスト

椅子に座って正面を向きます（正座でも良い）。両肘を伸ばして、手の甲と甲を合わせ、そのまま腕全体をわずかに右に動かし（合わせた指先が5センチ動く程度）、15秒間、静止します。

反対側にも、同じようにわずかに動かして15秒間静止。これを3回くり返します。

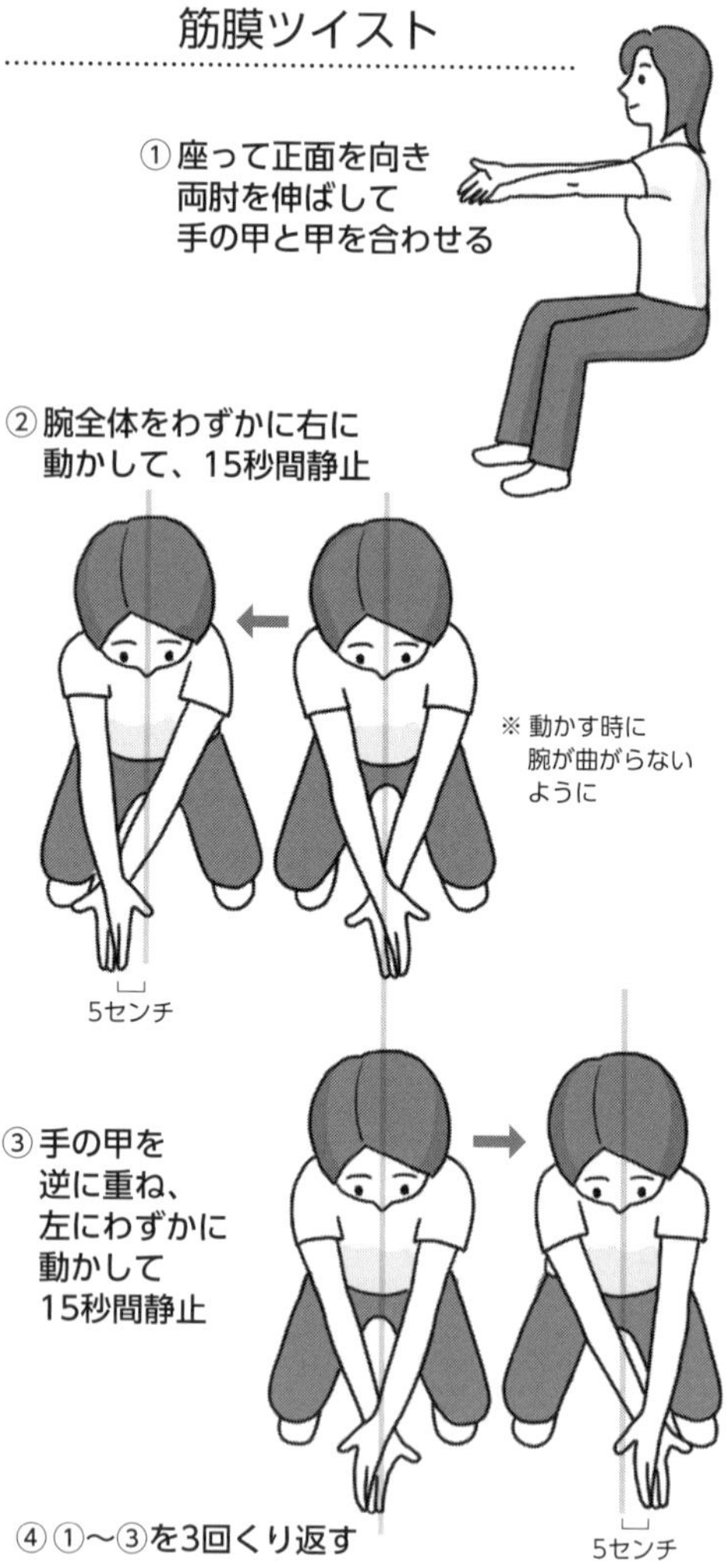
筋膜ツイスト
① 座って正面を向き
両肘を伸ばして
手の甲と甲を合わせる
② 腕全体をわずかに右に
動かして、15秒間静止
※ 動かす時に
腕が曲がらない
ように
5センチ
③ 手の甲を
逆に重ね、
左にわずかに
動かして
15秒間静止
④ ①～③を3回くり返す
5センチ

●筋膜ツイストのコツ

筋膜ツイストの動きもきわめてシンプルです。しかし簡単なだけに、難しいという面もあります。それは、何度も述べたように身体の防御反応を起こさせないように行わないと効果が出ない、という点にあります。

防御反応を起こさせないコツとしては、第一に「大きく動かさない」こと。指先が5センチ動く程度と説明しましたが、これよりも大きな動きになると防御反応が起きてしまうのです。

熟練すると、どのくらいが最適なのかが自然にわかるようになります。この感覚を会得するのは簡単ではありませんが、くり返し行っているとわかるようになります。簡単に表現すると、動かした時に「抵抗」を感じる前で止まる感覚です。右に回転した場合、右腕の肘が曲がるまで回転すると効果がありません。

抵抗を感じず、肘が曲がる前に止める、という感覚を意識してください。

「首を動かさない」ことも大切です。両腕を動かした時に首から腰までの脊柱がしっかりと動かない状態であるからこそ、全身の袋状の筋膜がひねられ、ねじりが起こり、それが全身に伝わるのです。

慣れないと両腕を動かした時にどうしても首も動いてしまいがちなので、最初は正面に鏡を置き（あるいは鏡のある場所で）、映る自分の顔から目を離さないようにして行うとうまくいきます。

「座って行う」ことにも重要な意味があります。座っていることによって骨盤が固定され、上に続く脊柱もどっしりした芯となります。この芯があるから、腕を回転した時に外側の袋も回転し、脊柱と深筋膜に固定されているさらに小さなたくさんの袋がわずかに伸ばされ、緊張したり硬くなったりしている筋肉や内臓が柔軟性を取り戻していくのです。

同じ動作をくり返しているうちに、少し動かしただけでも抵抗を感じるようになったら終了してください。

CSFプラクティスと運動療法

ここまでいくつかのホームケアを紹介してきましたが、特にみなさんにやっていただきたいのはステップ1で紹介した脳呼吸法です。

拡大硬化した頭蓋骨に対して、脳呼吸法の手上げ（144ページ参照）やかかと上げ（149ページ参照）を行うことは、頭蓋骨の柔軟性を回復させると同時に、頭蓋内に溜まったCSFを末端に排出して脳圧を下げ、膨らんだ頭を小さくする効果があります。

結果として、脳への持続的な圧迫ストレスを減少させられるのです。すると、脳への血液供給量が増加し、栄養と酸素の供給量が増加します。炭酸ガスや老廃物の排除が積極的に行われるようになり、脳細胞の活性化が起こります。

しかし、CSF（脳脊髄液）の循環が改善されたことによって、デリケートな人は何らかの症状を発する場合があります。排出されたCSFは、代謝の悪い部分では吸収が悪いためにその場所でうっ滞が生じるのです。

そういった場合は波動法（155ページ参照）を行って自律神経を刺激することによってその部位を活性化させて代謝を上げ、症状を楽にすることができます。この、脳呼吸法と波動法の理論はホームケアを行ううえでとても大切です。脳呼吸法を行っていて何か症状が出てくるようであれば、波動法で症状を緩和させるのです。ただし、脳呼吸法をやらずに波動法ばかりやっていてもあまり意味がありません。

多くの人は運動によって健康を損なっている

一般的に運動といわれると、筋トレや有酸素運動が思い浮かぶのではないでしょうか。そして、運動＝身体に良いというイメージを持っているのではないでしょうか。

まずは、そういった運動に対しての思い込みを排除することが大切です。健康を保つための運動と趣味としての運動（身体を鍛えて戦う・競う）とは目的もやり方も異なります。そして、誰かと戦う、競うことを目的とした運動は、健康のためにはなりません。

有酸素運動は代謝を高め、糖質を消費して次第に脂肪の燃焼に役立つといわれています。しかし、長い時間のウォーキングやジョギングも同じ運動、同じ姿勢のくり返しであるため、行えば行うほど同じ姿勢を長時間くり返すことになります。

運動による刺激量の割に血液の供給量が十分でないため、栄養と酸素不足が生じ老廃物の蓄積が起こります。代謝を高めるための運動が、かえって代謝を悪くする結果となるのです。

そうなると、CSF（脳脊髄液）の吸収率は悪くなって頭蓋内圧は上昇し、生命力は低下します。この状態で床につくと熟睡できず、疲労の蓄積につながります。

元気で体力のある人には一定の効果がありますが、むしろそういった人はきわめて稀であり、ほとんどの人は結果的に体調が悪くなって有酸素運動を続けられません。

有酸素運動が有効であるという統計がありますが、これは有酸素運動を毎日続けられる人だけでデータをとったもので、有酸素運動を続けることができなかった人を除いた統計です。つまり、本当の統計とはいえないものを有効だといっているにすぎません。

運動を行ううえで大切なのは脂肪を燃焼させることではなく、代謝を正常化し脂肪が溜まらないようにすること、溜まっている脂肪を吸収、排泄の方向に向かわせることです。生命力の弱い（代謝の悪い）人が長い時間をかけて有酸素運動を行うと、疲労してさらに生命力を下げるため、身体は不健康、不活性の方向に向かい、毎日続けて行うことは不可能なのです。

●健康のために有効な運動とは

CSFプラクティス（脳脊髄液調整法）による運動療法、ホームケアは短い時間で代謝を上げ、脂肪が溜まりにくくし、溜まった脂肪を燃焼させる効果があります。

健康診断で血糖値、コレステロール、尿酸値等が高いことを気にされる方が多いと思いますが、このような数値の異常はすべて代謝障害です。脂肪の蓄積も血液の問題も原因は代謝が悪いこと、特に自律神経中枢の代謝が悪いことといえます。

脳呼吸法（手上げ・かかと上げ）は最も大切な運動療法です。そこでまず、脳呼吸法（手上げ・かかと上げ）を行い、脳細胞を活性させて生命力をアップします。そのうえで次の補助的な運動療法を行いましょう。

運動療法で末端の代謝、筋肉量の多い下肢の代謝を上げることは、CSFの吸収排出を促して中枢神経の代謝を上げ、脳細胞の活性化を助けることになります。重要なことは筋肉の細胞の活性化を十分に行い、しかも老廃物の産生を抑えることです。

▼運動療法の種類

①スクワット
②腿（もも）上げ
③前屈・背屈
④つま先立ち

①スクワット

下肢の筋肉は全筋肉の約70％を占めていますので、大きな効果が期待できます。CSF（脳脊髄液）の吸収量においてはいちばん効果の大きい運動です。

身体の片側もしくは両側に椅子などを置いてバランスを崩さないように手で支えながら、両脚を肩幅よりやや広く開いて立ちます。

身体が前屈みにならないように注意しながら、ゆっくり腰を下ろし（できるところまで）、ゆっくり腰を上げる運動を10回程度くり返します。

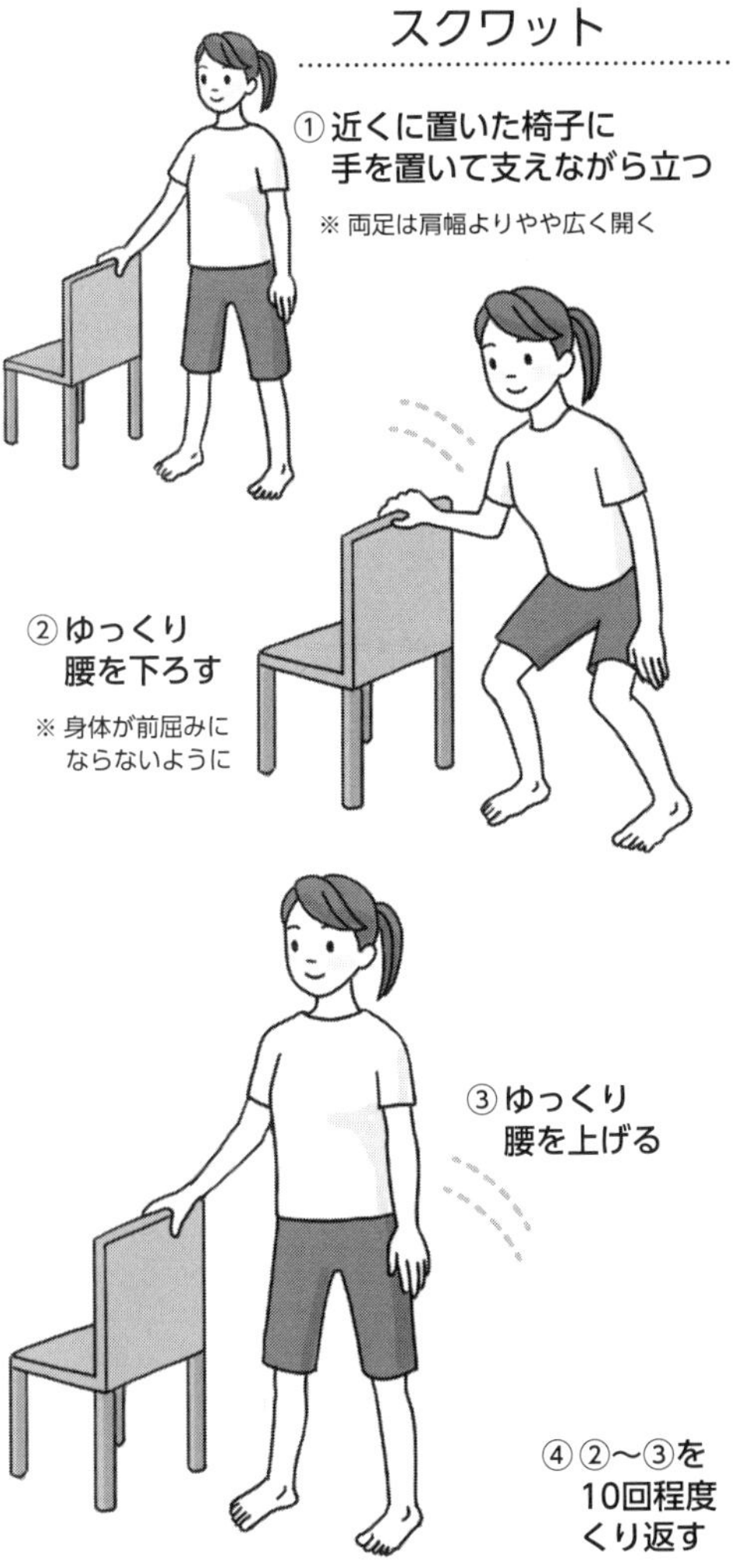
スクワット
①近くに置いた椅子に
手を置いて支えながら立つ
※両足は肩幅よりやや広く開く
②ゆっくり
腰を下ろす
※身体が前屈みに
ならないように
③ゆっくり
腰を上げる
④②〜③を
10回程度
くり返す

②腿（もも）上げ

腿を上げることで腸腰筋の代謝を高め、姿勢を真っ直ぐに保持することで広背筋の代謝を高めます。いわゆる腰痛に直接関連する筋肉の運動です。

身体の側部（片側もしくは両側）につかまれるもの（椅子など）を置いてバランスを崩さないように手で支えながら立ちます。

身体が前屈みにならないように注意しながら、片方の腿を胸につけるように持ち上げます。

これを左右5回ずつ（合計10回）程度くり返します。

③前屈・背屈

肋間筋や首の筋肉、僧帽筋の代謝を高めるだけでなく、横隔膜さらに横隔膜が内臓を圧迫したり牽引したりすることで内臓の代謝を高めます。

腹直筋、腸腰筋、そして広背筋の収縮、伸張によって筋肉が活性化します。また、椎間板の圧縮と弛緩によって脊柱の柔軟性を回復させ、髄核の前後運動が脳呼吸運動にもなるため、頭蓋骨の柔軟性の回復やストレートネックの改善にも役立ちます。

両脚を肩幅よりやや広く開いて立ちます。

顎を引いて息を吸いながらゆっくり頭を膝につけるように、無理をせずできるところまで近づけて5秒間止めます。次いで息を吐きながら頭を上げ身体を無理のないところまで反らし顎を上げて5秒間止めます。

これを5回ずつくり返します。

④つま先立ち

下腿三頭筋の代謝回復は、副腎や自律神経中枢の細胞活性にも役立ちます。

つま先立ちで足首を伸展させ固定する運動は、身体の前側の筋膜を下方に牽引しつづけることによって前頭骨を前方に牽引し、結果として側頭骨を引きしめ頭を小さくして溜まったCSFを排出し頭を小さくする効果があるのです。

椅子や机などにつかまりバランスを崩さないように手で身体を支えます。できるだけかかとを上げつま先で立ち、10秒保持します。

これを10回程度くり返します。

腿(もも)上げ

①椅子などにつかまって立つ

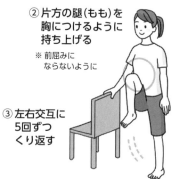

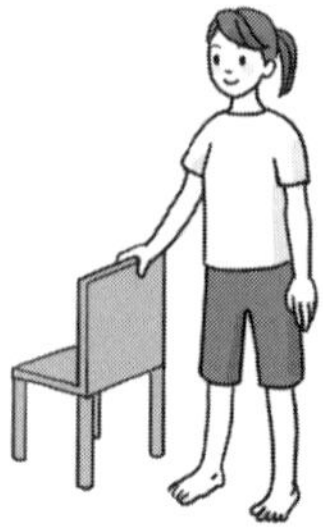

②片方の腿(もも)を
胸につけるように
持ち上げる

※前屈みに
ならないように

③左右交互に
5回ずつ
くり返す

前屈・背屈運動

①椅子などにつかまって立つ

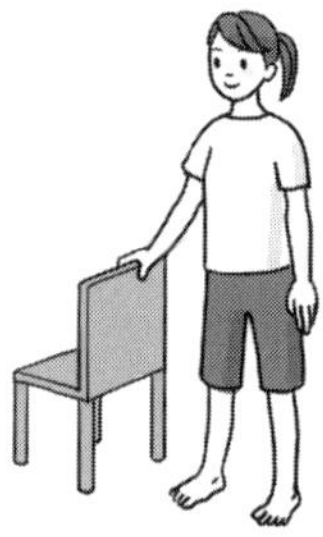

※両足は肩幅より
やや広く開く

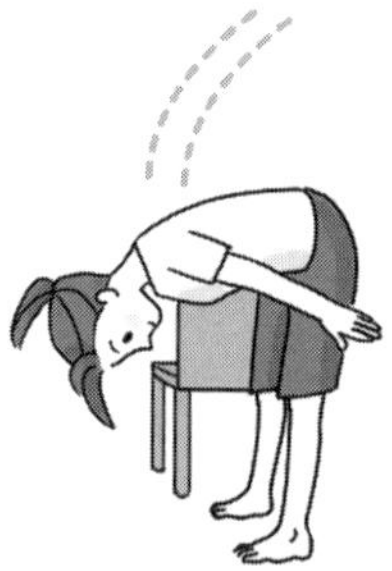

②息を吸いながら
ゆっくり頭を膝に
近づけて5秒間静止

③息を吐きながら
頭を上げ
身体を反らして
5秒間静止

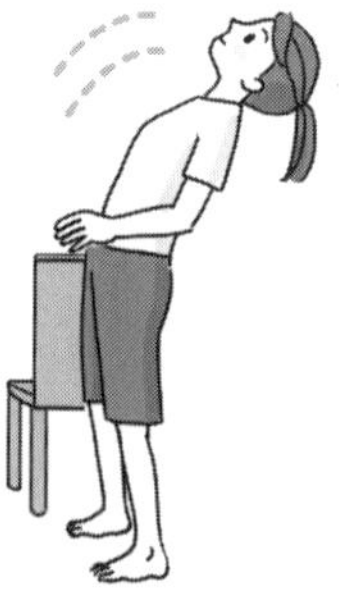

④②〜③を5回ずつくり返す

つま先立ち

①椅子などに
つかまって
バランスをとる

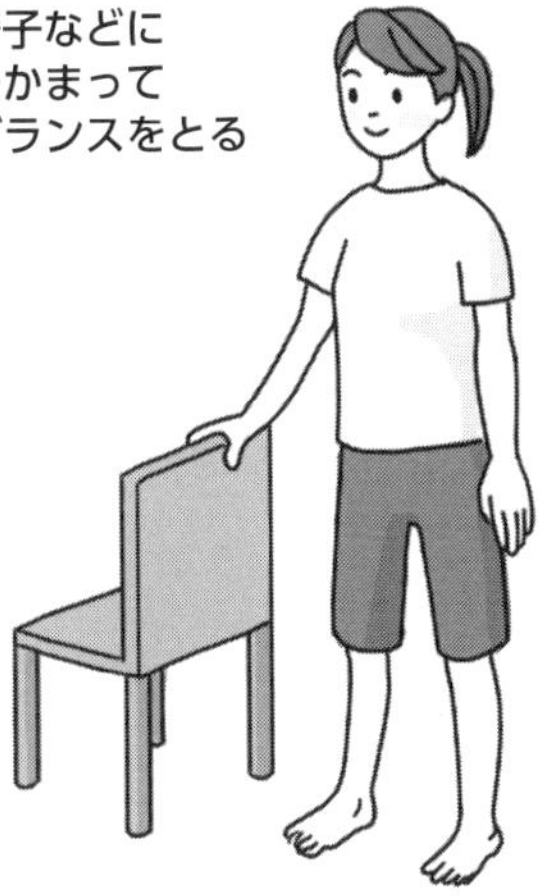

②できるだけかかとを上げて
つま先で立ち、
10秒保持する

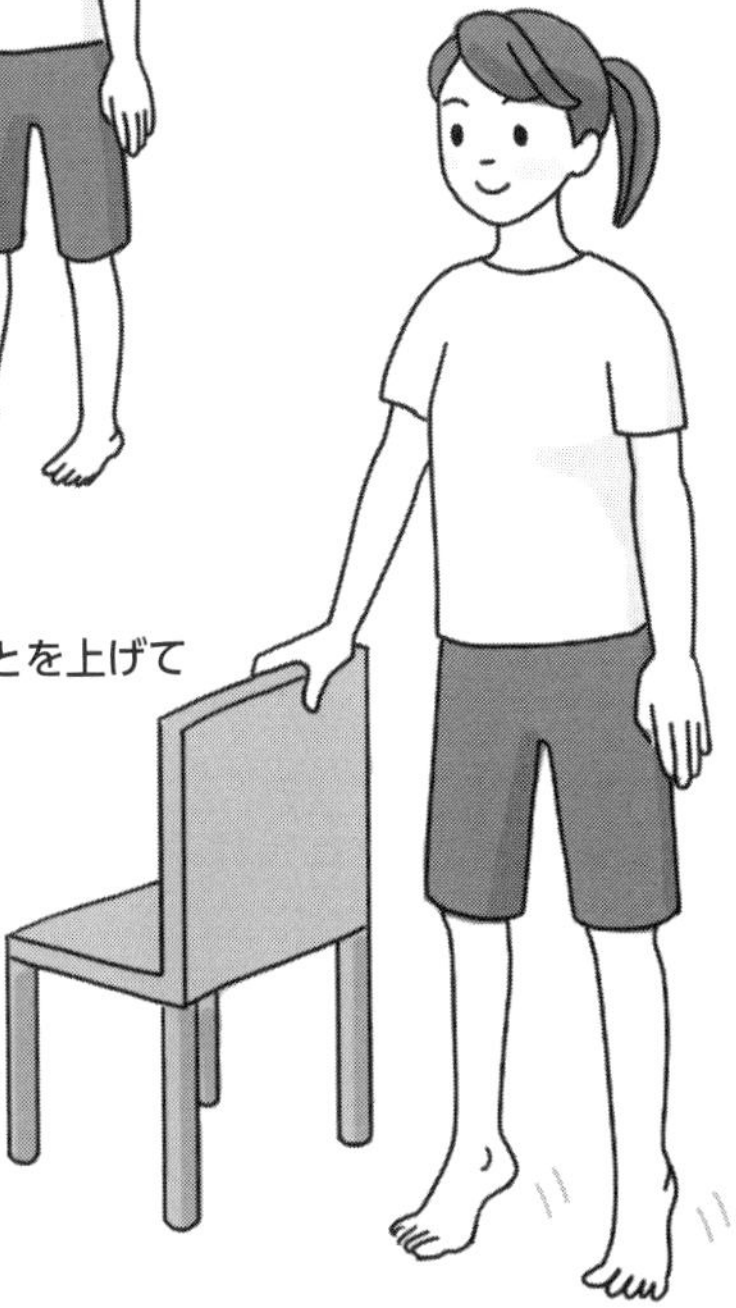

③10回程度くり返す

ここで紹介した5分程度の運動療法は、全身の代謝を高めて全細胞を活性化させることができます。それによってCSF（脳脊髄液）の吸収度を高めて頭をより小さくし、脳の血流を改善して身体を健康に導きます。ウォーキングやジョギングのような副作用もありません。

運動療法だけでも効果はありますが、最も効果的なのは、脳呼吸法の後に行うことです。まずかかと上げを15秒行い、15秒休んだらさらに15秒行います。または、仰向けになって手上げを15秒行い、15秒休んだらさらに15秒行います。脳呼吸法を2〜5分ほど行い、そのあとにスクワット、腿上げ、前屈・背屈、つま先立ちを行いましょう。

最後にもう一度述べます。**必要な運動をできる範囲で行い絶対に無理をしない**こと。まずは健康を目指し、ある程度耐久力が出てくれば、その時点で目的に応じて運動することが大切です。やみくもに運動することが大事だと発言する人は無知なのです。健康のために有効な運動とは、筋肉の活性化によって脳脊髄液の吸収を促進し、頭からのCSFの排出を促進して脳圧を下げて血流を増加させ、生命力を上げることにあります。

生命力が上がれば膵臓の機能が改善して、血糖値は下がります。肝臓の機能が良くなればコレステロール値も良くなり尿酸値も改善します。ただやみくもに運動をすれば疲労が蓄積して、老化は進みます。身体に良い効果のある上手な運動を毎日根気よく続けましょう。方法も時間も無理をしてしまうと、かえって効果はなくなります。

自分の力で治そうとする意識

急性の腰痛であろうと難治な腰痛であろうとその他すべての病気や症状を改善するうえで、基本となるのが脳呼吸の改善です。

私たちが施術で使用するソフトブロックテクニックは、脳の血流を大幅に改善し、脳細胞を活性化させることが第三者機関によって認められた唯一のテクニックであり理論です。

正常な脳呼吸では、脳への血液供給によってCSF（脳脊髄液）の生産が起こり頭は拡張しますが、頭蓋骨の弾力性によって末梢にCSFが排出されると頭は縮小します。しかし、蓄積疲労によって身体は浮腫（むくみ）、末梢でのCSFの吸収が悪くなると結果として頭蓋骨内にCSFが貯留し、脳に圧迫ストレスを与えると同時に頭が拡張したまま十分に縮小できなくなるという状態が起こります。

一般の治療や施術、薬では、この脳への圧迫ストレスを減らして頭を小さくし、脳の血流を回復させることはできません。

それだけ難しいことを自身で行う脳呼吸のホームケアが可能にするのです。脳を活性化し、生命力を上げることで自然治癒力を導き出すことができるのです。

症状のある場所に刺激を加えることは一時的に症状を楽にしますが、すぐに効果は消え、その症状が元から解消するわけではありません。ホームケアを毎日続けることで少しずつ生命力を上げ、自然治癒力を上げることが確実に腰痛を治す基本となるのです。

そして、その人の生命力が根本的な原因である腎臓の再生・若返りの原動力となるのです。ここで紹介したホームケアは、その一つひとつの運動自体はやっていて物足りないと感じるかもしれません。それでもその運動がもたらす効果はあなたの全身をよみがえらせることにつながるのです。

生命力が上がり体調も安定してくれば、徐々にウォーキングやジョギングなども取り入れて少しずつ生活に適応させることも必要です。しかし、翌日に疲労を残すほど行うと老化は進んで健康を損なうということを、決して忘れないでください。

おわりに

腰痛、肩コリ、膝関節痛は、日本人の最もポピュラーな症状です。

これらの症状は健康本でも多く取り上げられ、さまざまな意見が発表されていますが、それぞれに「なるほど」と思うところはあっても、根本的な原因や理論、改善方法に至るまでの内容のものは見当たりません。

身体が悪くなる原因については、大きく次の四つが考えられます。

①先天的な頭蓋骨の歪曲・硬化によって起こる発育不全と老化現象
②蓄積疲労による頭の拡大、脳への持続的圧迫ストレスによる生命力の低下
③内臓体壁反射（腰痛の場合は、腎臓からの内臓体壁反射による腸腰筋の緊張・短縮と広背筋の緊張・伸長による神経の持続的圧迫ストレス）
④蓄積疲労による免疫力低下で体内ウイルスが増殖（ＨＨＶ―６は弱っている部位に集まって増殖し、炎症を起こして硬化する）

CSFプラクティス（脳脊髄液調整法）はこの四つを排除していく施術です。

腰痛、肩コリ、膝関節痛だけでなく、生活習慣病と呼ばれるものも、**共通の原因は蓄積疲労と老化現象による生命力の低下**です。

一般的に行われている症状への対策は、痛みのある筋肉の代謝を促進させたり、薬品によって症状を軽減させるといった方法です。そのため、効果は一時的で持続性がありません。なぜならば、生命力は上がらないからです。

生命力低下の具体的な原因は、脳呼吸の不全です。

2000年の長かった夏に起きた生命力の低下と脳幹への感染症以来、体内ウイルスの増殖が起こり、2018年の6月から始まったリンパ系及び骨髄への感染症とその後遺症としてのHHV—6（ヒトヘルペスウイルス6型）の大増殖は、それまでとは桁外れの生命力・免疫力の低下を起こしました。そして、生命力・免疫力が低下しすぎることで全身の器官の機能低下を起こし、これといった強い症状を感じない人も増加しました。生命力が極度に低下すると、辛いという症状は軽減します。腎臓が弱く腰の痛かった人が腰痛を感じなくなるといった状態になっているのです。しかし、そういった腎臓の弱い腰痛持ちだった人は腎不全を考えなければいけません。

HHV―6の増殖もリンパ系や骨髄の感染症も、インフルエンザやコロナウイルスもみな感染症です。2020年、大流行している新型コロナウイルスの感染経路は飛沫感染、接触感染、エアロゾル感染といわれますが、エアロゾル感染は、マスクでは予防できません。マイクロ粒子によるウイルスの侵入対策としては、免疫力を上げるしかないのです。日常生活で免疫力を下げないようにすることは多少できますが、免疫力を上げる方法は現代医学にもありません。健康で生活するためには、脳の血流を改善して生命力と免疫力を上げてウイルス等の影響を減らすことが最も重要なのです。

本書で紹介したソフトブロックテクニック、手上げ法、かかと上げ法、そして脳呼吸枕などは、脳圧を下げて脳呼吸を促進するだけでなく、質の良い睡眠によって生命力・免疫力をアップさせます。さらに、運動療法によって腸腰筋や広背筋の活性化が起こって長年の腰痛症も軽減・解消しますが、重度の腰痛症の場合、それだけでは根本的な原因である腎臓の発育不全と老化現象までは改善できません。

そのような場合、CSFプラクティスには、ナチュラル再生法や頭蓋骨特効法といった、硬化・老化した器官の柔軟性を取り戻して本来の機能に近づける手技がありま す。そのような施術で腰痛を根本的に解消させることがより望ましいのです。

若い頃からの腰痛持ちの人は、長い間腎臓が悪いことがあり、将来的には腎不全による透析が必要となる場合も考えられます。また、「腰は痛くないけど体力がない」「疲れやすい」という場合も腎臓の機能が弱いのです。

頑固な腰痛は腎不全の警戒信号といえますので、腰痛を軽視せず、CSFプラクティスで根本的な原因を解消することをお勧めします。**筋肉や関節が痛いのは、そこと関連した内臓が悪い**ことを理解しておかなければいけません。また、こういった身体の問題は、遺伝子にも悪い影響を与え、次代の先天的な問題にもつながっていきます。ですから、自分の頭蓋骨を調整することは、子孫の慢性病の可能性を低下させることにもなるでしょう。毎日の生活の中で生命力を維持しアップさせるためにホームケアがありますが、辛い症状や病気を持つ人は生命力を減らさない努力が必要です。

ジョギング、ウォーキングなどのスポーツを行うと元気になると思っている人が多いのですが、実はスポーツを行えば身体は疲労し、疲労が溜まれば生命力は落ち老化が進むのです。しかし、もっと老化を進ませるのはまったく運動をしないことです。

その意味で運動は必要ですが、その時の身体の状況に合わせて行うことと脳呼吸法などを十分に行うことで疲労を回復し、生命力をアップさせることが大切です。

そして、その人の生命力を利用した施術（ナチュラル再生法や頭蓋骨特効法など）を行い、さらに積極的に、より老化した器官組織を若返り再生させ本来の健康を取り戻します。そして、ホームケアや脳呼吸枕は、毎日の家庭において継続して行うことによって、脳機能を改善していきます。

人は1日たてば1日分老化しますし、疲労のまったくない生活をするのは不可能です。ですから、身体では良くなることと、悪くなっていくことの競争が常に行われています。悪くなった身体は、その人の治る力、生命力の範囲で良くなっていきます。

世の中にはさまざまな治療法・施術法・健康法がありますが、まずは極端に低下してしまった生命力を上げなければ、何を試しても良い結果は得られません。

身体が悪くなる四つの根本原因を自分の力で改善する努力が真の健康を手に入れるためには必要不可欠なのです。

パーフェクト　クラニオロジー協会会長
ミヤノ・ヒーリング・ラボ院長

宮野博隆

「脳《のう》の呼吸《こきゅう》」を整《ととの》えればあなたの腰痛《ようつう》は消《き》える!

2020年10月21日　初版第1刷

著　者――――――宮野博隆《みやのひろたか》
発行者――――――松島一樹
発行所――――――現代書林
〒162-0053　東京都新宿区原町3-61　桂ビル
TEL／代表　03(3205)8384
振替00140-7-42905
http://www.gendaishorin.co.jp/

ブックデザイン――――吉崎広明(ベルソグラフィック)
イラスト・図表作成――村野千草(中野商店)

印刷・製本　広研印刷㈱
乱丁・落丁本はお取り替えいたします。
定価はカバーに表示してあります。

ISBN978-4-7745-1852-7 C0047